Singer et al.

Gesund essen bei Erkrankungen
der Bauchspeicheldrüse

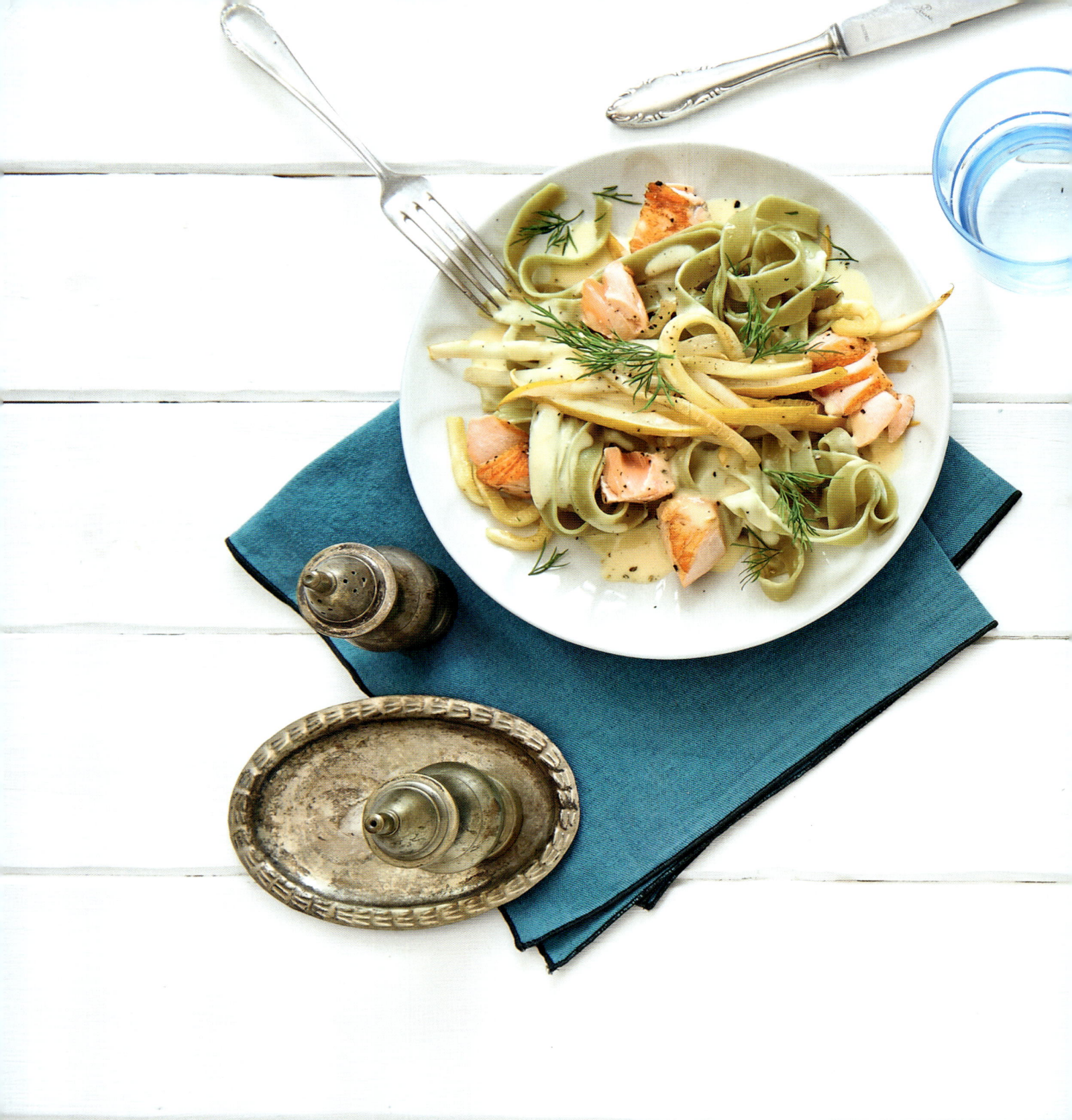

Dr. med. Reinhard Singer, Waltraud Eggstein
Eva-Maria Lange, Elke Silberzahn

Gesund essen bei Erkrankungen der

Bauchspeicheldrüse

Über 130 Rezepte:
stärkend und abwechslungsreich

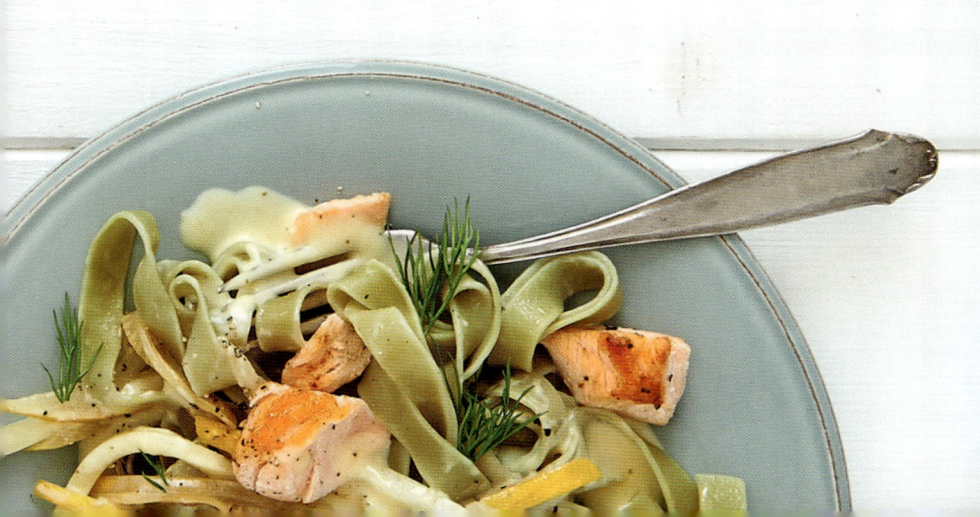

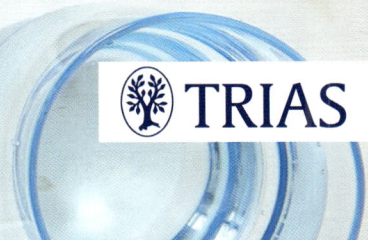

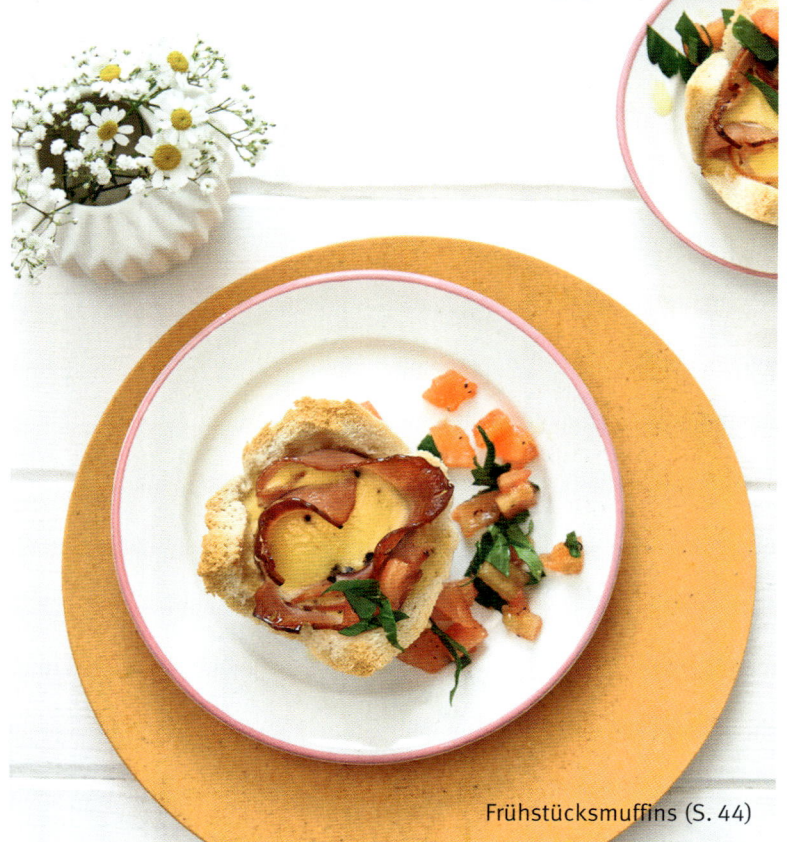

Frühstücksmuffins (S. 44)

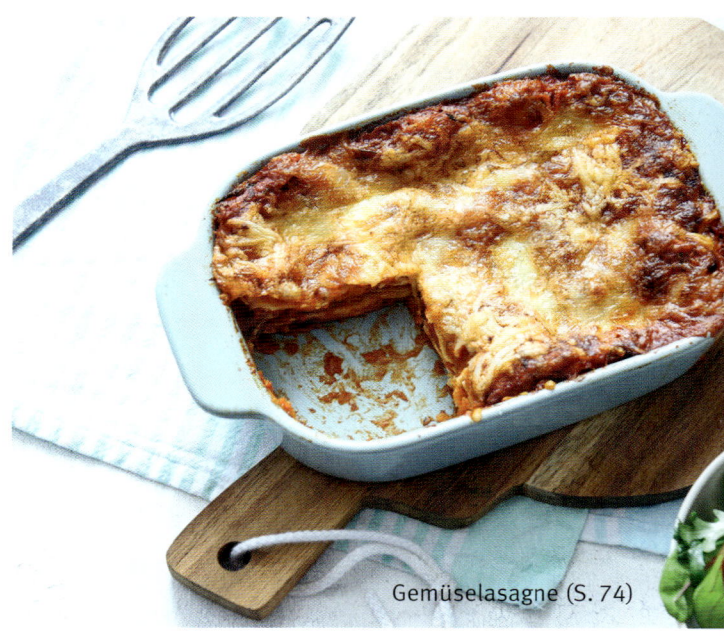

Gemüselasagne (S. 74)

Erkrankungen der Bauchspeicheldrüse

Richtig essen bei Erkrankungen der Bauchspeicheldrüse

Rezepte – schmackhaft und bekömmlich

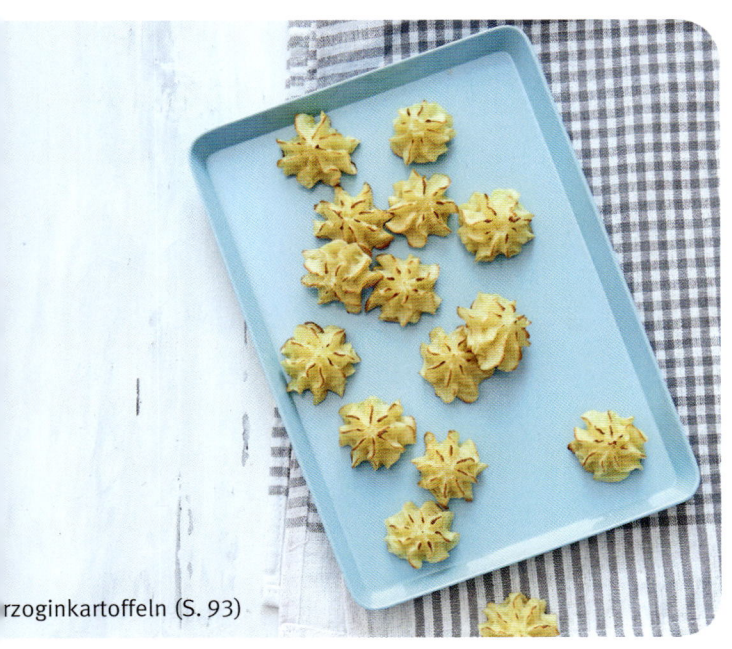

rzoginkartoffeln (S. 93)

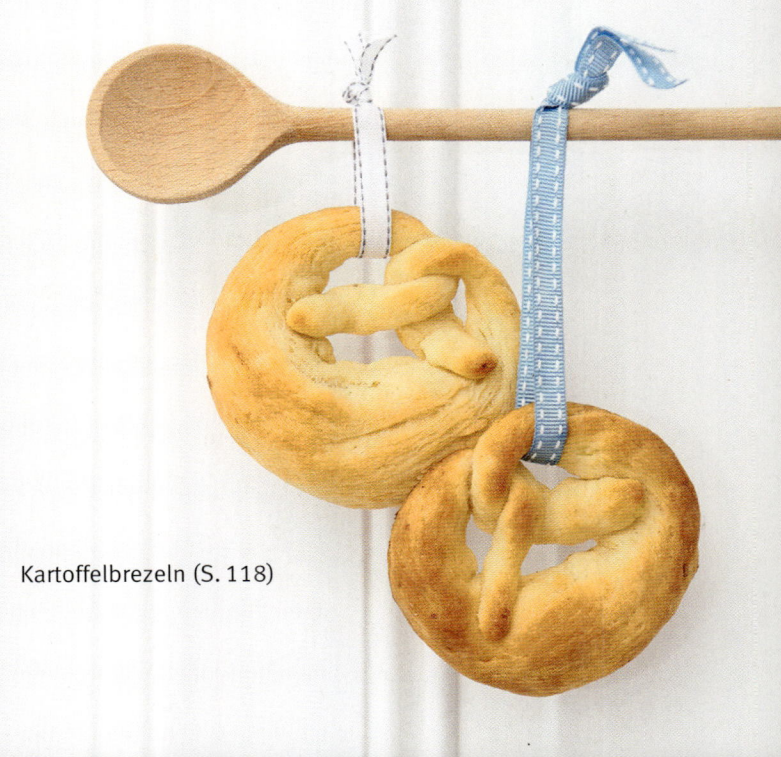

Kartoffelbrezeln (S. 118)

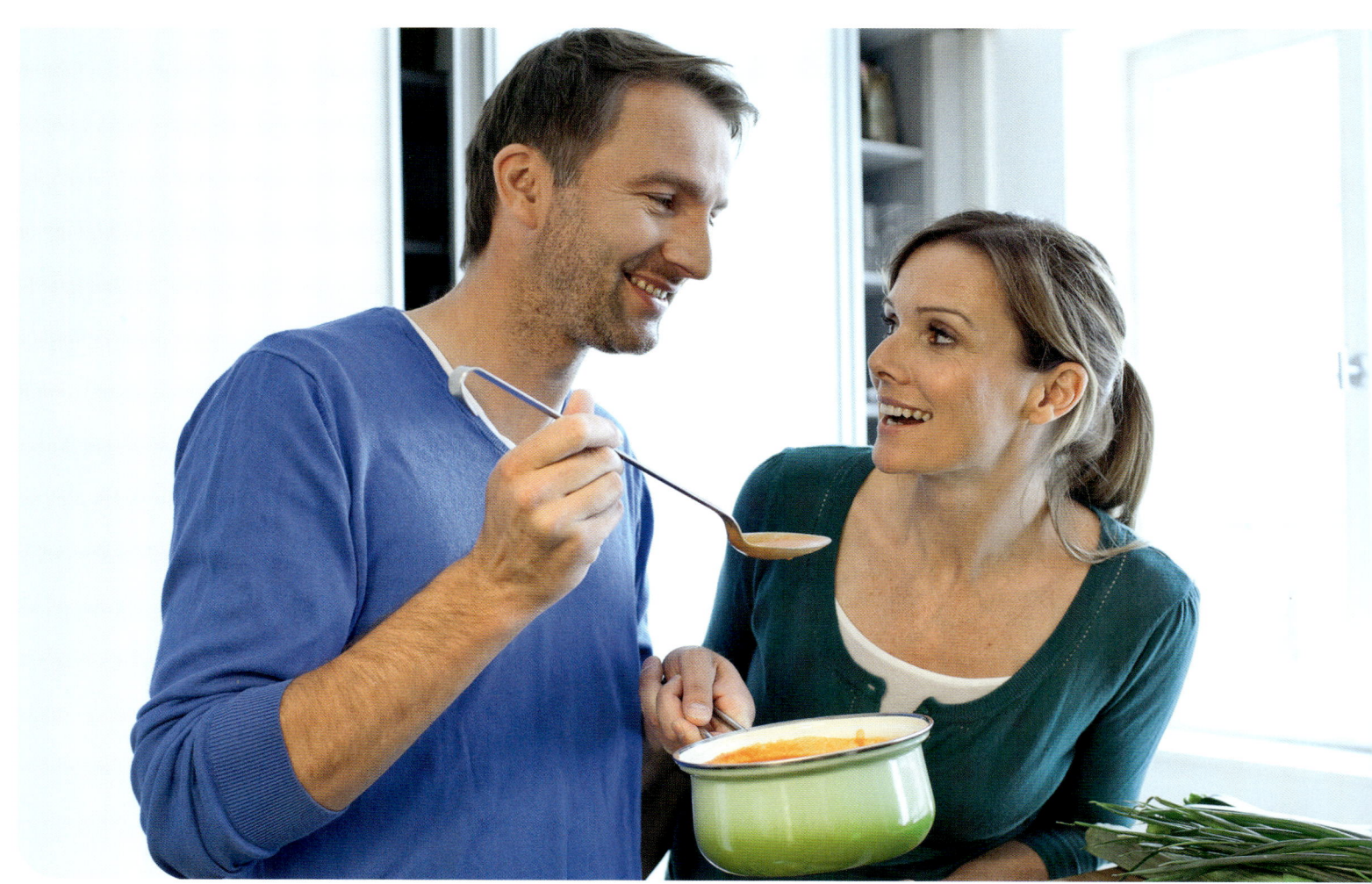

Liebe Leserinnen,
liebe Leser,

Mit diesem Buch wollen wir Ihnen einen Ratgeber über die Ernährung bei einer Erkrankung der Bauchspeicheldrüse an die Hand geben und die nach einer Operation auftretenden Risiken und Probleme ansprechen.

Wir müssen Jahr für Jahr in Deutschland mit 20 000 Menschen rechnen, die an ihrer Bauchspeicheldrüse neu erkranken. Neben der Niedergeschlagenheit spielt auch die Angst eine Rolle, dass sich das Leben nun völlig verändert und man nicht mehr wie bisher essen und trinken kann. Die Beschwerden bei Bauchspeicheldrüsenerkrankungen können vielfältig sein. Dieser Ratgeber kann daher nicht den Besuch beim Arzt oder einer Diätberatung ersetzen. Wir wollen mit unserem Buch jedoch dazu beitragen, dass die Ernährung für Sie kein zentrales Problem darstellt, sondern vielmehr eine angenehme Angelegenheit bleibt. Wenn man eine Bauchspeicheldrüsenkrankheit hat, bekommt man meistens eine Unzahl von Verboten und Einschränkungen genannt, die selten einer wissenschaftlichen Prüfung standhalten und unnötig verunsichern.

Wir möchten Ihnen die Furcht vor strengen Reglementierungen des Essens nehmen und mit neuen ernährungsmedizinischen Erkenntnissen dafür sorgen, dass Sie Ihre durch die Krankheit auftretenden Unpässlichkeiten überwinden oder lindern können. Die Rezepte in diesem Buch sind einfach nachzukochen und sie haben sich als gut verträglich erwiesen. Ferner wollen wir Ihnen einige Grundregeln der Ernährung bei dieser komplexen Erkrankung nahebringen, die einfach zu befolgen sind.

Ihr Autorenteam

Heidelberg, im Juli 2016

Mein perfektes Dinner

Vorspeise
Brokkolisalat

Für 6 Portionen • gelingt leicht
⊘ 20 Min. + 20 Min. Ziehzeit

1000 g Brokkoli • Gemüsebrühe (Seite 96) • 100 g Naturjoghurt (1,5 % Fett) • 10 g frische Kräuter, gehackt • 1 EL Zitronensaft • ¼ TL Salz • Pfeffer • 1½ EL Öl • 30 g geröstete Pinienkerne

● Den Brokkoli putzen, waschen, in Röschen teilen und in wenig Gemüsebrühe bissfest garen.

● Joghurt glatt rühren. Kräuter waschen und hacken. Alle Dressingzutaten vermengen und über den Brokkoli geben. 20 Min. ziehen lassen und mit Pinienkernen bestreuen.

Nährwerte pro Portion
105 kcal • 6,9 g E • 6 g F • 5 g KH • 4,5 g Ba • 0 BE • Lipaseeinheiten: 12 000

Hauptgericht
Ofenrisotto

Für 6 Portionen • geht schnell
⊘ 20 Min. + 40 Min. Garzeit

1,2 l Gemüsebrühe (Seite 96) • 240 g Risottoreis • 600 g Möhren • 400 g Petersilienwurzel • 200 g Lachsschinken • 1½ EL Olivenöl • Salz • etwas Pfeffer • 2 EL glatte Petersilie • 150 g geriebener Mozzarella

● Den Backofen auf 180 Grad Ober-/ Unterhitze vorheizen. Den Reis in eine große Form oder Bräter mit Deckel geben, die heiße Gemüsebrühe zufügen, umrühren, zudecken und im Backofen ca. 30 Min. quellen lassen.

● Das Gemüse putzen, waschen und in kleineWürfel schneiden. Lachsschinken ebenfalls würfeln. Das Öl in einer großen Pfanne erhitzen, das Gemüse darin andünsten, etwas Wasser zugeben und zugedeckt bissfest garen. Den Schinken zugeben und das Ganze würzen.

● Die Form aus dem Ofen nehmen, den Reis durchrühren, wenn er schon zu trocken ist, noch etwas Brühe zugeben. Gemüsemischung unterrühren, nochmals abschmecken und den Käse darüber streuen. Zugedeckt weitere 10 Min. in den ausgeschalteten Ofen stellen. Mit Petersilie bestreut servieren.

Variante Etwas cremiger wird das Risotto, wenn Sie 150 ml Brühe durch Milch ersetzen.

Nährwerte pro Portion
366 kcal • 15,9 g E • 14 g F • 41 g KH • 3 g Ba • 2 BE • Lipaseeinheiten: 28 000

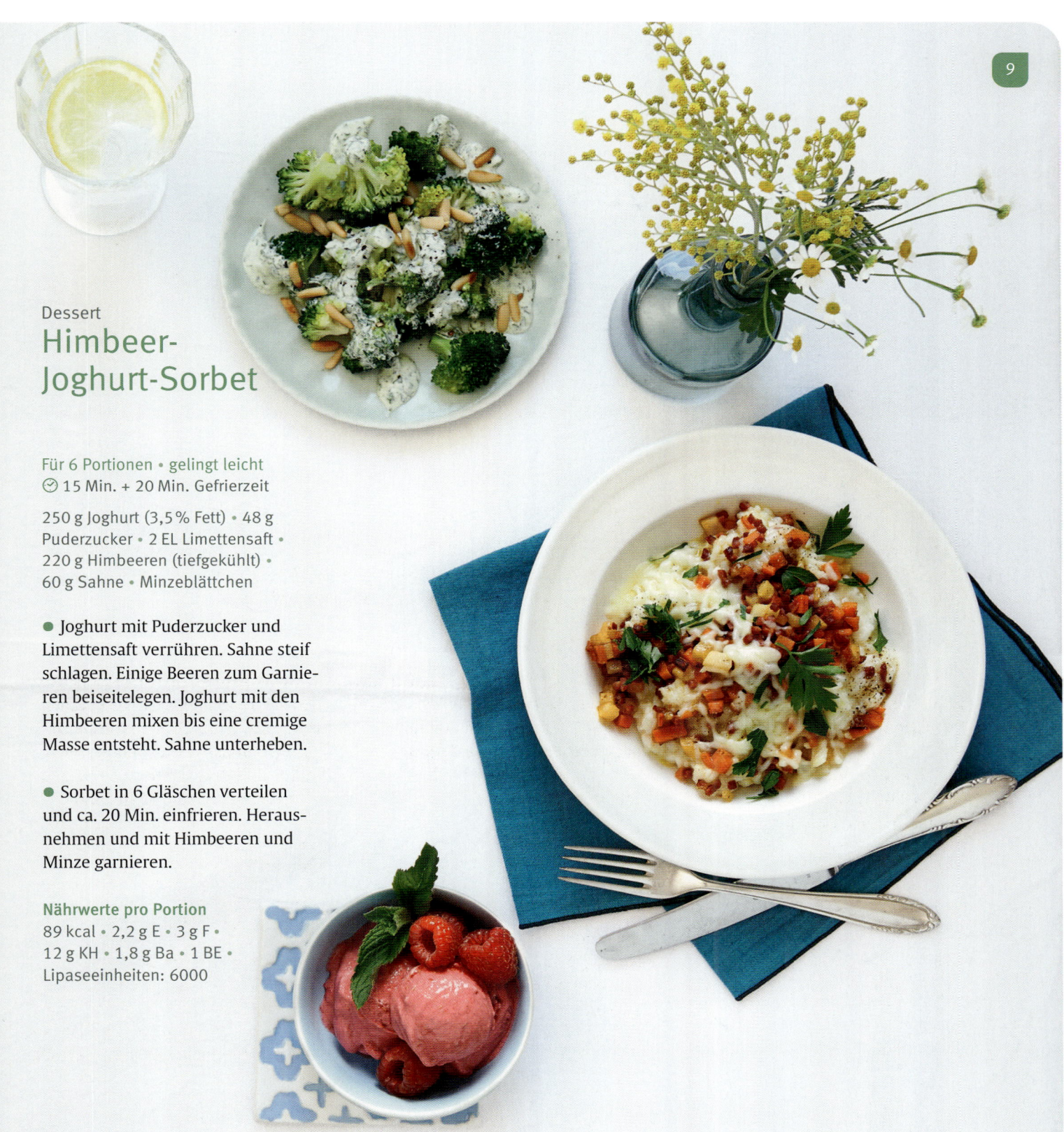

Dessert
Himbeer-Joghurt-Sorbet

Für 6 Portionen • gelingt leicht
🕐 15 Min. + 20 Min. Gefrierzeit

250 g Joghurt (3,5 % Fett) • 48 g
Puderzucker • 2 EL Limettensaft •
220 g Himbeeren (tiefgekühlt) •
60 g Sahne • Minzeblättchen

● Joghurt mit Puderzucker und
Limettensaft verrühren. Sahne steif
schlagen. Einige Beeren zum Garnie-
ren beiseitelegen. Joghurt mit den
Himbeeren mixen bis eine cremige
Masse entsteht. Sahne unterheben.

● Sorbet in 6 Gläschen verteilen
und ca. 20 Min. einfrieren. Herausnehmen und mit Himbeeren und
Minze garnieren.

Nährwerte pro Portion
89 kcal • 2,2 g E • 3 g F •
12 g KH • 1,8 g Ba • 1 BE •
Lipaseeinheiten: 6000

Erkrankungen der Bauchspeicheldrüse

Um zu verstehen, was in unserem Körper genau bei der Verdauung geschieht, werden wir ein Käsebrot auf seinem Weg durch den Verdauungskanal beobachten. Nachdem wir einen Bissen in den Mund genommen haben, müssen wir kauen, um ihn schlucken zu können. Dabei wird unser Brot mit Speichel gemischt. Wir zerkleinern die Nahrung und beginnen den Verdauungsprozess mit der Aufspaltung der Kohlenhydrate. Wir machen die Speisen gleitfähig, um sie durch die Speiseröhre in den Magen zu befördern. Im Magen wird unser Käsehappen gespeichert, angewärmt und durch die Magensäure desinfiziert. Außerdem geht die Aufspaltung weiter – durch Magensäure und Enzyme wie Pepsin. Portionsweise wird nun unser Käsebrot durch den Magenpförtner in den Dünndarm geleitet. Hier wird im oberen Abschnitt, dem sogenannten Zwölffingerdarm, der Mageninhalt mit der Gallenflüssigkeit und dem Bauchspeichel gemischt. Bis hierhin ist schon ein Teil der Kohlenhydrate in kleinere Partikel zerkleinert worden und auch das Eiweiß zeigt erste Aufspaltungen. Unverändert ist nur das Fett.

Was die Bauchspeicheldrüse leistet

Die Gallenflüssigkeit schäumt das Fett auf und macht es damit angreifbar für die fettspaltende Lipase der Bauchspeicheldrüse. Weitere Bestandteile des Bauchspeichels zerlegen nun die Eiweiße und vervollständigen die Spaltung der Zuckermoleküle. Um die Wirksamkeit der Verdauungsenzyme zu verbessern, wird zudem mit dem im Pankreassekret enthaltenen Bikarbonat der saure Mageninhalt neutralisiert bzw. sogar alkalisch gemacht. Auf der folgenden Reise durch den Dünndarm wird die Aufspaltung der Nahrungsbestandteile beendet und die dabei freigesetzten kleinen Moleküle aus unserem Käsebrot werden in das Blut aufgenommen.

Es bleibt am Ende des Dünndarms nur ein kleiner Rest fester Bestandteile übrig: die Ballaststoffe des Brotes, die Mineralstoffe und Wasser. Wasser und Mineralien werden nun auf dem Weg durch den Dickdarm aus dem dünnbreiigen Dünndarminhalt zurückgewonnen. Übrig bleibt ein eingedickter Rest, den wir auf den Weg über unsere Toilette in die nächste Kläranlage schicken.

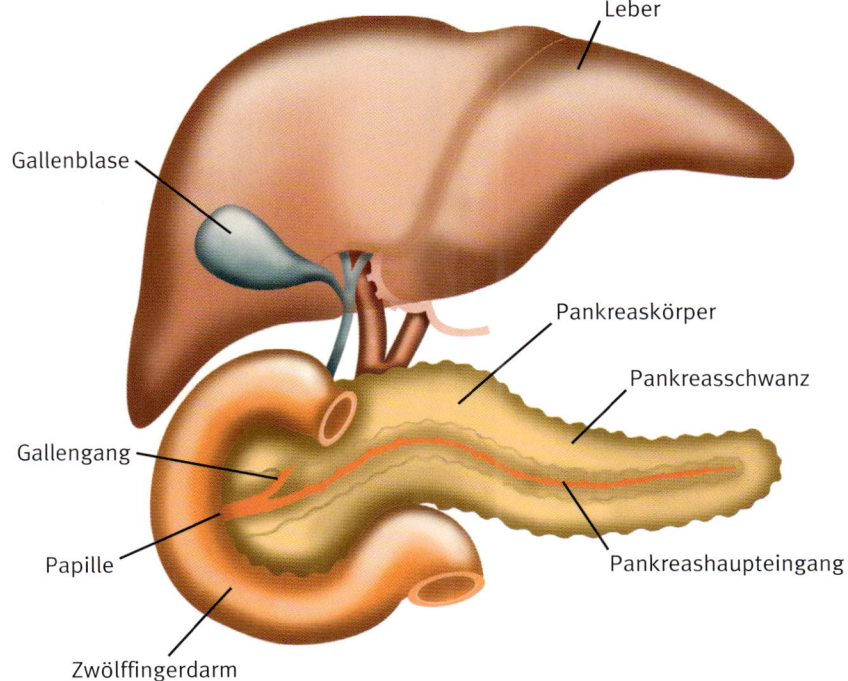

Leber

Gallenblase

Pankreaskörper

Pankreasschwanz

Gallengang

Papille

Pankreashaupteingang

Zwölffingerdarm

⬧ Der Sitz der Bauchspeicheldrüse in unserem Körper.

Die Aufgaben der Bauchspeicheldrüse

Die Bauchspeicheldrüse liegt verborgen in der Bauchhöhle auf der Innenseite der Rückenmuskulatur. Links grenzt sie an Milz, Niere und Nebenniere, rechts an Zwölffingerdarm, Galle und Leber. Unten finden sich die rechte Niere und der Darm. Auf der Bauchspeicheldrüse – in der Fachsprache heißt sie Pankreas – liegen der Magen und Teile der Leber. Durch den Pankreaskopf zieht der Hauptgallengang, der zusammen mit dem Ausführungsgang der Bauchspeicheldrüse an der sogenannten Papilla vateri in den Zwölffingerdarm einmündet. Die Papille ist ein Schließmuskel, der sich immer dann öffnet, wenn zur Verdauung der Nahrung Gallenflüssigkeit und Verdauungsenzyme benötigt wer-

den. Doch welche Aufgaben hat die Bauchspeicheldrüse überhaupt? Zu den Hauptfunktionen zählen:

Bildung des Bauchspeichels:
Dieser ist ein Gemisch aus Enzymen, Bikarbonat und Wasser. Durch dieses Sekret wird unser Essen so zerlegt, dass es aus dem Darm ins Blut aufgenommen werden kann.

Bildung und Abgabe des Insulins:
Erst mithilfe von Insulin kann der Blutzucker als Energieträger aus dem Blut in die Muskulatur, das Gehirn und andere Zellen transportiert werden.

Der Bauchspeichel setzt sich aus Wasser, verschiedenen Enzymen, Bikarbonat und Mineralien zusammen. Die Enzyme unterstützen die

Umwandlung von Molekülen. In unserem Fall werden die Fette, Eiweiße und Kohlenhydrate unserer Nahrung aufgespalten und dies so weit, bis die Speisepartikel klein genug sind, um aus dem Darm in das Blut übertreten zu können. Das ist eine recht komplizierte Angelegenheit, denn der Körper muss dabei aufpassen, sich nicht selbst zu zerstören und aufzulösen; er besteht schließlich aus den gleichen Grundbausteinen wie die Nahrung. So bildet das Pankreas für die Eiweißverdauung in der Drüse zunächst unwirksame Vorstufen von Enzymen, die normalerweise erst im Darm in ihre aktive Form umgewandelt werden, bekannt sind insbesondere Trypsin und Chymotrypsin. Ähnlich ist es auch mit der Fettverdauung. Nur in Verbindung mit der Gallenflüssigkeit im Darm können die fettspaltenden Enzyme ihre volle Wirksamkeit entfalten, der wichtigste Vertreter des Fettabbaus heißt Lipase. Für die Kohlenhydratverdauung ist es die Amylase.

Die Wirkung von Enzymen und Insulin

Einzelne Verdauungsenzyme gibt es auch in anderen Körperregionen, z. B. die Speichelamylase im Mund. Sie können z. B. den freigesetzten Zucker schmecken, wenn Sie Schwarzbrot lange kauen. Oder das proteinspaltende Pepsin des Magens und die Enterokinase des Zwölffingerdarms, das die Vorstufen des Trypsins, das Trypsinogen, aufspaltet und somit die wirksame Version herstellt.

Über fein abgestimmte Hormonabgaben und Nervenverbindungen wird die Zusammensetzung des Bauchspeichels so gesteuert, dass die Enzym- und Wasserbestandteile des Bauchspeichels der im Dünndarm bereitliegenden Nahrung angepasst werden.

Auch das Milieu, in dem die Verdauung im Darm stattfindet, ist nicht unbedeutend. So wirken die fett- und eiweißspaltenden Enzyme bei normaler Körpertemperatur und im leicht alkalischen Niveau am besten. Vorverdaut durch den Magensaft ist

die Speise aus dem Magen durch seinen Säureanteil aber relativ sauer. Doch durch den neutralisierenden Anteil des Bauchspeichels, das Bikarbonat, ändert sich das rasch – der Darminhalt wechselt ins Basische und die Pankreasenzyme können optimal wirken.

Blutzuckerschwankungen

Ähnlich reagiert das hormonproduzierende (endokrine) Pankreas auf Blutzuckerschwankungen. Vorrätiges Insulin wird freigesetzt und neues wird produziert, wenn der Blutzuckerwert hoch ist. Das Insulin sorgt für eine Senkung der Glukose im Blut, indem es den Zucker aus der Blutbahn in die Zellen der Muskulatur oder des Gehirns eintreten lässt. Ist der Blutzucker aber zu niedrig, hat das Pankreas auch ein Hormon, das den Blutzucker ansteigen lässt. Denn: Fehlt Glukose, funktionieren die Muskulatur und das Gehirn nicht mehr richtig. Über das Hormon Glukagon wird die Zuckerproduktion in der Leber angeregt, die Insulinbildung verringert und somit eine ausreichende Energieversorgung im Organismus gesichert.

Bei diesen ganzen komplizierten Prozessen können Sie sich jetzt sicherlich gut vorstellen, dass es zu erheblichen Problemen kommen muss, wenn dieses fein abgestimmte System aus dem Gleichgewicht gerät.

Chronische Pankreatitis

Die chronische Pankreatitis ist eine schubweise verlaufende Entzündung, die mit einer schleichenden Funktionsminderung einhergeht. Immer wiederkehrende Entzündungsschübe führen zu einem mehr oder weniger schnellen Verlust von funktionsfähigem Pankreasgewebe. Dieses wird durch funktionsloses Narbengewebe ersetzt. Als Folge kommt es zu Abflussbehinderungen des Pankreassekretes. Die Entzündung führt auch zu einer anhaltenden Reizung des Nervengeflechtes, das die Bauchspeicheldrüse durchzieht.

Die wichtigsten Ursachen einer chronischen Pankreatitis sind:
- Gallensteinerkrankung
- vererbte (hereditäre) Form
- autoimmune Form
- Alkohol- und Nikotinmissbrauch

Symptome: Die chronische Pankreatitis kann anfangs unbemerkt bleiben oder wegen uncharakteristischer Beschwerden auf Nachbarorgane projiziert werden. Übelkeit, Völlegefühl, krampfartige Bauchschmerzen und anhaltende heftige Schmerzen treten auf. Später folgen Fettstuhl, Blähungen, Durchfall, Gewichtsabnahme, Gelbsucht und Diabetes – noch später Zahnausfall und Knochenbrüche. Die fortschreitende Erkrankung führt durch die starken

Schmerzen, den körperlichen Abbau und den Verlust der Verdauungs- und Hormonproduktion zu zunehmender Verminderung der Lebensqualität. Die Krebsgefahr wächst mit zunehmender Dauer der chronischen Bauchspeicheldrüsenentzündung.

Therapie der chronischen Pankreatitis:
Der Verzicht auf Alkohol und Nikotin sowie die Beseitigung der Ursachen, wie beispielsweise Gallensteine, kann ein Fortschreiten der Entzündung verhüten, doch eine Rückbildung der bereits eingetretenen Veränderung ist nicht möglich. Die Schmerzen lassen sich durch Wärmeanwendung, vorübergehende Nahrungskarenz und eine das Bauchfell entspannende Lagerung anfangs verringern. Später müssen Schmerzmittel eingenommen werden.

Eine fettarme Diät in vielen kleinen Mahlzeiten eingenommen verhindert weiteres Abnehmen. Der eingetretene Mangel an Pankreassekret und Insulin muss, je nach Ausmaß, ausgeglichen werden. Das bedeutet: Zum Essen werden Enzymkapseln (z.B. Kreon) eingenommen. Insulin wird bei einem Mangel ebenfalls ersetzt, indem man nach vorheriger Bestimmung des Blutzuckers eine entsprechende Insulinmenge spritzt. Bei fortbestehenden starken Beschwerden sollte eine Operation erfolgen.

Pankreaskarzinom

In Deutschland erkranken jährlich etwa 13 000 Menschen an Pankreaskrebs. Der Tumor steht an vierter Stelle der krebsbedingten Todesursachen. Weil er durch seine Lage selten früh Symptome auslöst, wird er oft erst spät entdeckt.

Das Pankreaskarzinom ist eine bösartige Geschwulst des Pankreas, die zu über 80 % im Kopf der Bauchspeicheldrüse entsteht. Sie bildet sich ganz überwiegend aus dem drüsigen Anteil des Organs. Seltener sind Krebsgeschwülste aus den hormonproduzierenden Anteilen oder zystische (blasige) Tumoren. Zu den Ursachen und Risikofaktoren kann man derzeit nicht viel sagen, denn bei diesem Krebs gibt es noch sehr viele nicht geklärte Faktoren, die gegenwärtig intensiv untersucht werden. Auch Ursachen und Schutzfaktoren sind noch nicht gut zu definieren.

Nachweisbare Risikofaktoren sind:
- genetische Komponenten
- Rauchen
- chronische Pankreatitis
- Toxine (z.B. Chromate)

Sehr wahrscheinlich spielen Diabetes mellitus, Übergewicht, Alkoholexzesse oder ballaststoffarme Ernährung ebenfalls eine Rolle. Zu den Schutzfaktoren zählen körperliche Bewegung und häufiger Verzehr von Gemüse und Obst.

Symptome:
Frühe Krankheitszeichen sind selten. Schmerzlose Gelbsucht, Gewichtsabnahme, das Neuauftreten oder die plötzliche Verschlechterung einer Zuckerkrankheit und Bauch- oder Rückenschmerzen sind relativ charakteristisch, aber kaum als früh zu bezeichnen. Andere Symptome wie Appetitmangel, Völlegefühl, Meteorismus (Blähsucht), Sodbrennen oder Thromboseneigung werden nicht gleich an einen Pankreastumor denken lassen.

Therapie:
Die einzige Möglichkeit der Heilung besteht in der operativen Beseitigung des Tumors. Für diesen Eingriff muss man in ausreichend guter Verfassung sein, der Tumor muss technisch entfernbar sein und es dürfen keine Tochterabsiedlungen in anderen Organen aufgetreten sein. Ist eine Operation nicht möglich, kann versucht werden, mit einer Vorbehandlung eine operationsfähige Situation zu schaffen.

Durch die moderne Chemotherapie kann man heute den Krankheitsverlauf deutlich verlängern und das bei ausreichend guter Lebensqualität. Andere Behandlungen wie Immuntherapie sind in Erprobung. Parallel dazu ist eine symptombezogene Behandlung, etwa der Schmerzen oder des Appetitmangels, nötig.

Weitere Probleme und Störungen

Akute Pankreatitis

Es gibt weitere häufige Erkrankungen oder Anomalien der Bauchspeicheldrüse, z. B. die akute Pankreatitis.

Diese Entzündung des Pankreas kann unterschiedlich verlaufen, das hängt auch von der Ursache ab. Meistens schwillt die Bauchspeicheldrüse nur an, es gibt in der Umgebung Flüssigkeitsansammlungen und es entsteht kein erkennbarer Gewebeverlust. Man spricht dann von einer ödematösen Pankreatitis, etwa 80 % der akuten Bauchspeicheldrüsenentzündungen verlaufen so.

Bei der nekrotisierenden Form kommt es zum Absterben kleiner oder großer Abschnitte des Pankreas. Das führt meistens zu Komplikationen. Dort, wo das Gewebe abstirbt, bilden sich Pseudozysten oder Abszesse (Eiterherde). Es entstehen Funktionsstörungen in der Bauchspeicheldrüse und oft an anderen Organen wie Lunge, Niere oder Darm. Diese Form der Erkrankung betrifft ca. 20 % der akuten Pankreatitis, die Folgen aber sind erheblich. Jeder fünfte Patient stirbt durch die Komplikationen. Dauerhafte Funktionsstörungen und langes Krankheitslager mit langsamer Erholung sind bei diesem Verlauf häufig.

Starker Oberbauchschmerz

Das Hauptsymptom der akuten Pankreatitis ist der starke Oberbauchschmerz, der als teils bohrend, teils anhaltend in den Rücken ausstrahlend angegeben wird. Hinzu kommen Übelkeit und Erbrechen. Häufige Ursachen der akuten Pankreatitis sind Abflussbehinderungen durch Gallensteine, Traumata oder Tumore, ferner chronischer Alkoholgenuss, Infektionskrankheiten, Medikamentennebenwirkungen oder Folgen einer ERCP (endoskopische retrograde Cholangiopankreatografie).

Ob man eine Pankreatitis bekommt, wird außerdem von der genetischen Veranlagung mitbestimmt. So gibt es sowohl Faktoren, die vor einer Entzündung der Bauchspeicheldrüse schützen, als auch Faktoren, die eine Pankreatitis begünstigen, insbesondere dann, wenn die genannten Risikofaktoren dazukommen. Die Therapie richtet sich natürlich nach den jeweiligen Gegebenheiten des Einzelnen.

Nach dem allmählichen oder raschen Nachlassen der Beschwerden beginnt ein manchmal mühsamer Kostaufbau, der durch längere Phasen immer wiederkehrender Schmerzen zu einer Geduldsprobe werden kann. Dabei ist der stetig zunehmende Proteinanteil und später das langsame Steigern der Fettmenge charakteristisch. Schließlich sollte

eine ausgewogene, nicht zu fettreiche Ernährung das Ziel sein – in mehreren kleineren Mahlzeiten eingenommen.

Pankreas divisum

In unserer Embryonalentwicklung entsteht die Bauchspeicheldrüse aus zwei Anteilen, die sich bei einer normalen Entwicklung zu einem Organ zusammenfügen. Bei etwa 10 % der Menschen bleiben allerdings eigenständige Gänge bestehen, wenn die beiden Teile auch formal zusammengewachsen sind. Wir haben in dieser Situation auch zwei Ausführungsgänge, die jeweils den Bauchspeichel in den Darm ableiten. Bei etwa 10 % dieser Betroffenen kann es nun im Mündungsbereich des Pankreasganges zu Verengungen kommen, die einen Abfluss des in der Drüse gebildeten Bauchspeichels behindern. So entsteht ein Rückstau und dieser wiederum führt zu einer Pankreatitis. Man behandelt diese Sonderform, indem man den Pankreasgang erweitert. Das geschieht mithilfe eines Röhrchens (Stent). Da dieses Vorgehen aber selten dauerhaften Erfolg verspricht, wird man den verengten Teil des Ganges durch eine operative Korrektur wieder erweitern müssen (Papillenplastik) und damit diese Form der Pankreatitis dauerhaft beseitigen. Selten bilden sich auch rezidivierende Entzündungen ohne primäre Gang-

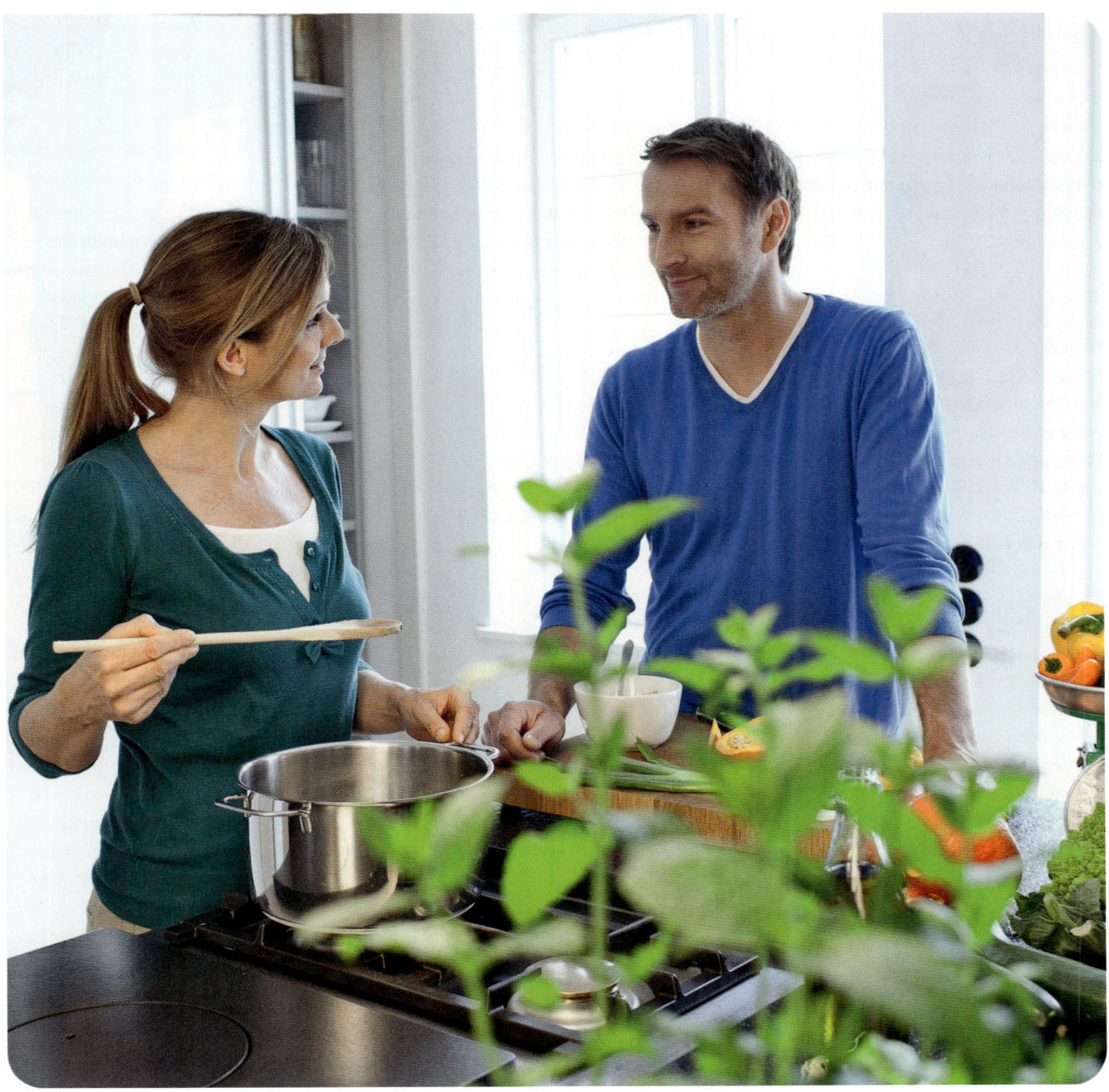

einengungen. Hier spielen Erbfaktoren wohl eine große Rolle.

Pankreasoperationen

Man unterscheidet grundsätzlich zwischen Drainage-Verfahren und resezierenden Operationen. Darunter versteht man entweder die Beseitigung von Abflusshindernissen durch eine Umgehung oder die Entfernung von Teilen der Bauchspeicheldrüse.

Bei der Drainage werden Pankreaszysten abgeleitet, die durch ihren Druck auf die Umgebung Störungen hervorrufen oder dadurch gestaute Pankreaswege entlasten. Man schneidet die Zyste auf und leitet das Pankreassekret über eine auf die Zystenöffnung genähte Darmschlinge ab. Man kann auch verengte Gangabschnitte erweitern oder eröffnen. Dies gilt für Patienten mit einer chronischen Pankreatitis. Bei einem nicht entfernbaren Pankreaskrebs wird durch eine Umgehungsoperation (Bypass) eine Behinderung der Nahrungspassage aus dem Magen oder der Gallenflüssigkeit aus der Leber behoben. Bei einer Resektion werden tumortragende oder entzündete Teile des Pankreas entfernt. Die häufigsten Formen werden nachfolgend beschrieben. Pankreasoperationen sind technisch schwierig und bedürfen eines erfahrenen Teams.

Duodenumerhaltende Pankreaskopfresektion

Bei diesem der Pankreatitis vorbehaltenen Verfahren werden Teile des Pankreaskopfes entfernt, der Pankreasgang eröffnet und der Gallenabfluss in der Regel nicht verändert. Auf diese Weise kann man den Hauptentzündungsprozess im Pankreaskopf beseitigen und Abflussbehinderungen des Pankreassekretes beenden. Der entfernte Gewebeanteil ist relativ gering, zudem bleibt durch das Erhalten der Darmstrukturen die Nahrungspassage unverändert, so mindert sich die Funktion meistens wenig, Mangelsymptome sind selten.

Pankreaskopfresektion nach Kausch/Whipple

Bei dieser Operation wird der Pankreaskopf von der übrigen Drüse abgetrennt, das Duodenum, die Gallenblase und ein Teil des Magens werden entfernt. Mit einem neueren Verfahren (Traverso) wird der Magen erhalten. Die Entscheidung, welche Variante gewählt werden muss, hängt von der lokalen Situation im Operationsgebiet ab. Da die magenerhaltende Variante rascher zu einer Erholung führt und zudem der Magen nicht verkleinert wird, setzt man diese Verfahren so oft wie möglich ein. Diese Resektion ist eine typische Tumoroperation bei Pankreaskopf-

karzinom, aber auch nach schwerer Pankreatitis kann sie nötig werden.

Die Folgen sind vielfältig

Zunächst müssen der Gallengang, der Magen und der erhaltene Pankreasteil mit dem verkürzten Darm verbunden werden. Das bedeutet eine große Umstellung in der Nahrungspassage, der Durchmischung der Speisen mit Gallenflüssigkeit und Bauchspeichel und der Resorption (der Aufnahme der verdauten Nahrung in das Blut). Die Verkleinerung der Bauchspeicheldrüse verringert die Leistungsfähigkeit des Organs. Im Laufe der Jahre tritt bei der Hälfte der Patienten ein insulinpflichtiger Diabetes auf. Die verminderte Verdauungsleistung, also die geringere Enzymbildung, muss durch die Einnahme von Enzymen während der Mahlzeiten ausgeglichen werden.

Die Bildung von Bikarbonat, das die Magensäure neutralisiert und so die Wirksamkeit des Bauchspeichels verbessert, ist ebenfalls ein wichtiger Faktor im Zusammenspiel unserer Verdauungsorgane. Da Bikarbonat vorwiegend im Pankreas und wenig auch im Zwölffingerdarm produziert wird, muss sein Fehlen ebenfalls berücksichtigt werden. Regelmäßige Laborkontrollen u. a. von Blutzucker, Mineralien und Vitaminen sollten nach Pankreasoperationen erfolgen.

Pankreasschwanzresektion

Hier wird der Pankreasschwanz und ggf. auch der Pankreaskörper entfernt, der Pankreaskopf bleibt erhalten. In etwa 20% der Fälle wird auch die Milz mit entfernt. Diese Operation wird sowohl bei Tumoren als auch bei chronischer Pankreatitis angewendet – vorausgesetzt, die Passage des Sekretes durch den Pankreaskopf ist nicht gestört. In diesen (seltenen) Fällen kann man über eine drainierende Darmschlinge an dem Schnittrand des Pankreaskopfes den Sekretfluss sicherstellen. Da Umstellungen am Darm normalerweise nicht nötig sind, bleibt die Speisepassage unverändert.

Die Funktionsstörung ist vom Ausmaß der Verkleinerung des Pankreas abhängig, entsprechende Ersatzbehandlung ist selten dauerhaft nötig. Nach einer Milzentfernung müssen Schutzimpfungen gegen Meningo- und Pneumokokken sowie Haemophiluserreger erfolgen.

Totale Pankreatektomie

Hier wird das gesamte Pankreas entfernt einschließlich Gallenblase und Zwölffingerdarm, häufig auch noch die Milz und ein Teil des Magens. Diese Operation erfolgt fast ausschließlich zur Tumorentfernung. Hier wird in jedem Fall ein Diabetes auftreten, der durch das Fehlen von Insulin und seinem Gegenspieler,

dem Glukagon, besonders schwierig einzustellen ist. Hinzu kommt, dass die Resorption von Nahrung durch die veränderten Verhältnisse im Darm und den Mangel an Bauchspeichel und Bikarbonat kompliziert ist. Zu jeder Mahlzeit muss Pankreasenzym eingenommen werden, daher finden Sie bei jedem Rezept die empfohlenen Lipaseeinheiten.

Weitere seltene Operationen, die nicht zu Funktionseinbußen führen, sind die Papillenplastik, die Neueinpflanzung des Pankreasganges in den Darm – etwa beim Pankreas divisum oder gutartigen Papillentumoren. Die Enukleation bzw. das Herauslösen umschriebener gutartiger Tumoren aus dem Pankreas und ferner die Segmentresektion, wenn sich in der Mitte des Pankreas ein kleiner krankhafter Prozess befindet und man zum Zweck des Organerhaltes nur diesen Bezirk entfernen will. Das ist technisch aufwendig, aber erhält große Teile der Bauchspeicheldrüse.

Arbeitskreis der Pankreatektomierten e. V.

Die schwierige Situation nach einer Bauchspeicheldrüsen-Operation brachte in den 1970er-Jahren Betroffene auf die Idee, unter dem Motto »Hilfe durch Selbsthilfe« in Heidelberg den Arbeitskreis der Pankreatektomierten (AdP) zu gründen. Heute ist der Arbeitskreis der Pankreatektomierten e. V. mit seinen über 1000 Mitgliedern eine Selbsthilfeorganisation für alle Patienten, bei denen eine Erkrankung der Bauchspeicheldrüse vorliegt oder vermutet wird. Hierbei kann es sich beispielsweise um einen Tumor der Bauchspeicheldrüse (z. B. Pankreaskarzinom) oder um eine Entzündung (Pankreatitis)

handeln. Besonders intensiv bemüht sich die Selbsthilfegruppe um Patienten, bei denen die Bauchspeicheldrüse wegen einer dieser Erkrankungen teilweise oder vollständig entfernt werden musste.

Im Internet finden Sie den Arbeitskreis unter
www.bauchspeicheldruese-pankreas-selbsthilfe.de
Haus der Krebs-Selbsthilfe
Arbeitskreis der
Pankreatektomierten e. V.
Thomas-Mann-Str. 40
53111 Bonn
Tel. (02 28) 3 38 89-251 oder -252
E-Mail: adp-bonn@t-online.de

Richtig essen bei Erkrankungen der Bauchspeicheldrüse

Ihnen schwirren wahrscheinlich viele Fragen im Kopf herum. Was muss ich beachten bei meiner zukünftigen Ernährung? Wann muss ich Enzyme einnehmen und wie viel? Was darf ich auf keinen Fall essen? Wie sieht es aus mit Fett? Ist Süßes erlaubt? Wichtig ist auch, dass Sie selbst austesten, was Ihnen bekommt und in welcher Dosierung Sie vermeintlich Unverträgliches doch vertragen können.

Eine ausgewogene Ernährung nach den 10 Regeln der Deutschen Gesellschaft für Ernährung (DGE) wird für gesunde Menschen empfohlen und sollte auch die Grundlage bei chronischer Pankreatitis und nach Pankreasresektionen sein. Da die Symptome nach Pankreasresektionen sehr vielfältig sein können, sind die folgenden Empfehlungen kein Ersatz für eine individuelle Diätberatung. Die Lebensmittelauswahl basiert auf den Regeln der »Leichten Vollkost«. Die gute Nachricht: Es gibt keine Verbote. Anhand des Ernährungs-Navi (Seite 30) erkennen Sie, was meist gut vertragen wird. In kleinen Mengen können Sie auch die bedingt geeigneten oder weniger empfehlenswerten Nahrungsmittel austesten. Sollten Sie diese gut vertragen, steigern Sie langsam die Menge. Essen Sie häufiger eine Kleinigkeit; 5–7 kleine Mahlzeiten sind in der Regel bekömmlicher als 3 große. Auch zu Kaltes oder zu Heißes sollten Sie meiden, und gegarte, also warme Lebensmittel und Speisen sind oft besser bekömmlich als Rohes. Ein Tabu besteht allerdings – verzichten Sie auf Alkohol und Nikotin.

Reichlich Getreideprodukte und Kartoffeln: Brot, Nudeln, Reis, Getreideflocken sowie Kartoffeln enthalten kaum Fett, aber sind reich an Mineralstoffen, Vitaminen und Ballaststoffen. Bei Vollkornprodukten sind Haferflocken und Vollkornbrote aus fein vermahlenem Vollkornmehl gut verträglich. Vollkornbrote mit ganzen Körnern bereiten häufig Probleme (Blähungen, schneller Stuhldrang).

Gemüse und Obst – nimm 5 am Tag: Verzehren Sie täglich 3 Portionen Gemüse und 2 Portionen Obst. Damit nehmen sie reichlich Vitamine, Mineralstoffe und sekundäre Pflanzenstoffe auf. Im Allgemeinen sind gegarte Lebensmittel leichter verdaulich, aber viele Sorten können Sie auch roh essen – beispielsweise

Orangen, Bananen oder Erdbeeren. Die empfindlichen Vitamine und sekundären Pflanzenstoffe bleiben dann besser erhalten.

Milch, Milchprodukte, Fleisch und Fisch: Die Faustregel lautet: täglich 1 Glas Milch oder Milchprodukt + 2 Scheiben Käse. Milchprodukte enthalten hochwertiges Eiweiß und reichlich Kalzium. Bei Fleisch und Wurstwaren sollten es pro Woche nicht mehr als 300–600 g sein. Seefisch liefert Iod und je nach Fettgehalt auch wertvolle Omega-3-Fettsäuren.

Reichlich trinken: Wasser ist absolut lebensnotwendig. Trinken sie mindesten 1½ l am Tag, z.B. Kräuter- und Früchtetee, milden Kaffee, Mineralwasser still oder medium. Mineralwasser mit hohem Kohlensäuregehalt sollten Sie besser meiden. Eine Abwechslung bringen auch verdünnte Fruchtsäfte.

Sparsam salzen: Mit Salz sparsam umzugehen gelingt Ihnen am besten, indem Sie gezielt Kräuter und Gewürze einsetzen, die den Eigengeschmack der Speise unterstreichen. Und greifen Sie bei Salz zu einer Sorte, die auch Fluorid und Iod enthält.

Achten Sie auf Ihr Gewicht und bleiben Sie in Bewegung: Streben Sie Ihr Normalgewicht an. Die Maßeinheit für Normalgewicht ist der BMI. Formel zur Berechnung: Körpergewicht in Kilogramm geteilt durch Körpergröße in Quadratmeter. Der Normbereich liegt je nach Alter zwischen 18,5 kg/m² und 29 kg/m². Dieser sollte bei Ihnen möglichst nicht unter 19 kg/m² liegen. Haben Sie Untergewicht, können Sie mit Maltodextrin Ihr Essen anreichern. Auch können Sie unter Ihre Speisen und Getränke etwas Sahne, Butter oder Pflanzenöl rühren. Sollten Sie nicht genügend Nahrung aufnehmen können, lassen Sie sich Trinknahrungen vom Arzt verschreiben. Die Krankenkassen übernehmen in der Regel die Kosten. Aber vergessen Sie bitte nicht, auch zur Trinknahrung Enzympräparate einzunehmen. Es gibt eine große Auswahl an Trinknahrungen, die alle Nährstoffe, Vitamine und Mineralstoffe enthalten. Trinknahrungen erhalten Sie nur in der Apotheke oder direkt beim Hersteller. Es gibt süße und pikante Varianten. Lassen Sie sich bei der Auswahl von einer Diätassistentin beraten.

Fette und Enzympräparate

Eine ausreichende Fettzufuhr ist bei Erkrankungen der Bauchspeicheldrüse sehr wichtig. Fett liefert viel Energie und ist Voraussetzung für die Aufnahme von fettlöslichen Vitaminen. Das Problem: Häufig wird leider das Fett schlecht vertragen. Bis noch vor wenigen Jahren empfahl man eine fettreduzierte Kost, doch das ist passé. Um Untergewicht und Mangelernährung zu vermeiden, sollten Sie eine verträgliche Fettmenge aufnehmen, und diese individuell tolerierte Menge schwankt von Mensch zu Mensch zwischen 70 g und maximal 100 g am Tag.

Bei den meisten Bauchspeicheldrüsenerkrankungen ist die Einnahme von Enzympräparaten notwendig, und Ihre Enzymeinnahme orientiert sich an der Fettzufuhr. Die Präparate

Normalwerte Gewicht

Alter/Jahre	BMI-Normalwert (kg/m²)
19–24	19–24
25–34	20–25
35–44	21–26
45–54	22–27
55–64	23–28
64	24–29

enthalten die für die Verdauung notwendigen Enzyme in der richtigen Mischung. Enzympräparate gibt es als Tabletten, Kapseln oder Granulat. Ihr behandelnder Arzt wird Ihnen, je nach Operationsverfahren, das entsprechende Präparat verordnen. Die Wirkungsdosis wird in Lipaseeinheiten angegeben, z. B. 10 000 IE, 25 000 IE oder 40 000 IE Lipaseeinheiten. Die Dosierung richtet sich nach dem Fettgehalt des Essens.

Lieber zu viele Enzyme als zu wenig

Folgende Faustregel müssen Sie sich merken: auf 1 g Nahrungsfett kommen 2000 Lipaseeinheiten. Enthält Ihre Mahlzeit z. B. 10 g Fett, dann nehmen Sie ein Präparat mit 25 000 IE Lipase oder 2 × 10 000 IE Lipase. Die benötigte Menge ist aber individuell unterschiedlich. Sie kann sowohl über als auch unter diesem Richtwert liegen. Anderes Beispiel – Sie möchten folgende Gerichte aus diesem Kochbuch zubereiten:

- Asia-Nudeln mit Hähnchenbrust (Seite 76) (8 g Fett) +
- Blattsalat mit Zitronen-Vinaigrette (Seite 59) (4 g Fett) +
- Apfelquark (Seite 100) (3 g Fett) = 15 g Fett

15 g Fett × 2000 IE Lipase = 30 000 IE Lipase = 3 Kapseln à 10 000 IE Lipase

Grundsätzlich gilt: Lieber zu viel als zu wenig Enzyme einnehmen. Bei allen Rezepten finden Sie Angaben zur Fettmenge. Außerdem gibt es im Buchumschlag eine Tabelle über den durchschnittlichen Fettgehalt der Lebensmittel. Besonders wichtig ist es, die Enzyme während des Essens einzunehmen – am besten nach den ersten zwei oder drei Bissen. Wenn Sie eine größere Mahlzeit zu sich nehmen, dann splitten Sie die Enzymzufuhr, z. B. eine Kapsel zu Beginn der Mahlzeit, eine in der Mitte und eine am Ende der Mahlzeit. Besteht eine Zwischenmahlzeit nur aus Obst, Fruchtsaft oder einem anderen zuckerhaltigen Getränk, müssen Sie keine Enzyme einnehmen.

Bei schweren Durchfällen und/oder heftigen Bauchbeschwerden könnten MCT-Fette hilfreich sein. Diese werden unabhängig von Enzymen in den Körper aufgenommen. Bei der Verwendung beachten Sie bitte Folgendes: Steigern Sie die Zufuhr langsam. Beginnen Sie mit 10 g pro Tag und erhöhen Sie die Menge täglich um 5 – 10 g. Die Höchstmenge pro Tag liegt bei ca. 80 g, auf mehrere Mahlzeiten verteilt. Erhältlich sind

Tipps bei Verdauungsproblemen

Das hilft bei Blähungen:

- Lebensmittel aus der Rubrik »weniger empfehlenswert« meiden, z. B. Kohlsorten, frisches Brot, Hülsenfrüchte
- Enzymeinnahme überprüfen
- Luftschlucken beim Essen und Trinken meiden, langsam essen und gut kauen
- Verträglichkeit von Milchzucker testen
- Kümmel zum Garen von Gemüse verwenden
- Trinken von blähungshemmend wirkendem Tee, z. B. Fenchel-Kümmel-Anis

Das hilft bei Durchfällen:

- Durchfälle können verschiedene Ursachen haben – bei länger anhaltenden Durchfällen immer den Arzt konsultieren
- In der akuten Phase können Tees, Wasserschleimsuppen und Zwieback eingesetzt werden, z. B. lang gezogener Schwarztee, Kamillen- oder Pfefferminztee, Hafer- oder Reisschleim nur mit Wasser gekocht und Salz abgeschmeckt
- Bei Fettstühlen die Enzyme richtig dosieren und evtl. MCT-Fette verwenden

die Produkte im Reformhaus oder direkt beim Anbieter (Dr. Schär, Tel. (01 805) 54 40 41, www.basis-mct.com).

Margarine eignet sich sehr gut als Streichfett, Öl ist gut für Salate. MCT-Öl ist bis ca. 130 Grad erhitzbar. Zum Braten und Frittieren ist es nicht geeignet. Vermeiden Sie langes Warmhalten oder Wiedererwärmen. Die Speisen bekommen evtl. einen leicht bitteren Geschmack.

Kohlenhydrate und Diabetes

Verwenden Sie Zucker und zuckerhaltige Lebensmittel in Maßen, insbesondere dann, wenn bei Ihnen ein Diabetes vorliegt. In diesem Fall sollten Sie Zucker und Zuckerhaltiges nie isoliert, z. B. in Getränken zu sich nehmen, sondern immer in Kombination mit anderen Nährstoffen in einer Mahlzeit. Für eine gute Diabeteseinstellung empfehlen wir die Teilnahme an einer Diabetiker-Schulung. Dort lernen Sie den Umgang mit Insulin und die Abstimmung der Insulindosis auf die Kohlenhydratmenge. Der Kohlenhydratgehalt in Lebensmitteln wird berechnet nach Broteinheiten oder Kohlenhydrateinheiten.

1 Broteinheit (BE)
= ca. 12 g Kohlenhydrate

1 Kohlenhydrateinheit (KHE oder KE)
= ca. 10 g Kohlenhydrate

Kohlenhydrataustauschtabellen erleichtern die Berechnung. Die darin angegebenen Mengen entsprechen immer 1 BE oder KE/KHE. Da unterschiedliche Tabellen im Umlauf sind, benutzen Sie am besten die Tabelle, die Sie in der Schulung erhalten haben.

Zu berechnen sind grundsätzlich:
- alle Getreideprodukte
- Milch, Joghurt, Dickmilch, Buttermilch, Sauermilch
- Kartoffeln
- Obst und Obstsäfte
- kohlenhydratreiche Gemüse wie Hülsenfrüchte, Erbsen, Rote Bete
- Zucker und Süßwaren

Zucker

Zucker und zuckerhaltige Lebensmittel sollten Sie nur in kleinen Mengen verwenden, da sie den Blutzucker schnell ansteigen lassen. Dazu zählen Konfitüren, Honig, Trockenobst, Süßigkeiten, Limonaden, gesüßte Fruchtsäfte und Cola-Getränke. Wenn Sie Zucker verzehren, dann immer in Kombination mit anderen Nährstoffen oder Ballaststoffen. Dadurch wird eine schnelle Aufnahme des Zuckers ins Blut vermieden. Sie essen dann z. B. ein zuckerhaltiges Dessert innerhalb einer Mahlzeit oder ein Stück Kuchen, der noch Fett

und Eiweiß enthält. Süßstoffe können Sie ohne Berechnung verwenden. Sie haben keinen Einfluss auf den Blutzuckerspiegel.

Für Patienten nach totaler Pankreasresektion empfehlen wir auf jeden Fall eine größere kohlenhydrathaltige Spätmahlzeit kombiniert mit Fett und Eiweiß, damit es nicht zu nächtlichen Unterzuckerungen kommt. Außerdem ist hier eine richtige Enzymdosierung sehr wichtig. Denn wenn die Kohlenhydrate nicht verdaut werden, kann der Körper sie nicht aufnehmen und eine Unterzuckerung könnte die Folge sein.

Bekömmliche Fertiggerichte

Vieles ist für Ihre Ernährung nicht geeignet, da es zu fett oder zu scharf ist oder unverträgliche Lebensmittel enthält. Studieren Sie bitte immer die Zutatenliste. Also beim Einkauf die Lesebrille nicht vergessen – die Inhaltsstoffe auf den Fertiggerichten sind fast immer sehr klein gedruckt. Auf der Zutatenliste sind die Zutaten in absteigender Reihenfolge angeordnet, also die Zutat, die mengenmäßig am meisten enthalten ist, an 1. Stelle. Nachfolgend ein Beispiel:

Gemüsebrühe fettfrei Zutaten: Salz, Hefeextrakt, Möhren, Zwiebel, Sellerie, Lauch.

1 Teelöffel (= ca. 4 g) wird benötigt für ¼ l fertige Brühe.

In dieser kleinen Menge dürften der Zwiebel- und Lauchanteil keine Unverträglichkeiten auslösen.

Diese Produkte kommen infrage

Trockenprodukte: Kartoffelpüree-Pulver und Kartoffelknödel-Pulver. Bei Suppen- und Saucenpulver muss anhand der Inhaltsstoffe ausgeschlossen werden, dass unverträgliche Lebensmittel (z. B. Zwiebel, Knoblauch) enthalten sind, oder die Verträglichkeit ausgetestet werden.

Konserven: verträgliches Gemüse natur sowie Obst im eigenen Saft oder mit Süßstoff gesüßt (siehe jeweils Ernährungs-Navi, S. 30).

Tiefkühlprodukte: grundsätzlich geeignete Gemüsesorten (keine Mischungen oder gewürzte Produkte), siehe Ernährungs-Navi (Seite 30), sowie Fleisch und Fisch in naturbelassenem Zustand. Fertigprodukte müssen auf Inhaltsstoffe überprüft werden und fettarm zubereitet sein. Das Gleiche gilt für den Tiefkühl-Heimservice.

Kühlwaren: Spätzle, Schupfnudeln und Knödelteig sind gut verträglich. Bei Joghurt und Milchzubereitungen ist auf den Fettgehalt und die Zuckermenge zu achten.

Babynahrung: Gemüse, Menüs, Obstgläschen und Breie können eine Alternative sein, wenn mal der Appetit fehlt.

Gut geplant, schnell zubereitet

Damit Sie für das Zubereiten Ihrer Mahlzeiten im Alltag möglichst wenig Zeit benötigen, gibt es nachfolgend einige wertvolle Tipps, die dazu beitragen können. Halten Sie immer einen Vorrat an geeigneten haltbaren Lebensmitteln und Gewürzen, Trocken- und Tiefkühlkräutern bereit. Diese sind z. B. Trockenhefe, Zimt, Bourbon-Vanillepulver, flüssiger Süßstoff, Tomatenmark, Ketchup, mildes Curry- und Paprikapulver, Muskatnuss, Kümmel (ganz und/oder gemahlen, je nach Geschmack), Oregano, Basilikum, Thymian, Rosmarin, Kümmel, Anis, Fenchel, Tiefkühlpetersilie und -dill sowie selbsteingefrorene geeignete Gartenkräuter.

Wenn Sie gerne backen, lohnt es sich, einen Vorrat an verschiedenen Mehlen zu Hause zu haben, die in gut schließenden Dosen verpackt, unterschiedlich lange haltbar sind. Einfach einen Aufkleber mit dem Mindesthaltbarkeitsdatum auf den Deckel kleben. Außerdem gehören zum Vorrat Zucker, Eier, Margarine und Butter.

So können Sie auch spontan einfache Brötchen, Brot, Gebäck und Kuchen backen. Es ist eine große Hilfe und spart viel Zeit, wenn Sie die Mahlzeiten für einige Tage im Voraus planen und entsprechend einkaufen. Die Einkaufsliste auf Seite 36 ist dementsprechend zusammengestellt.

Meine besonderen Lebensmittel

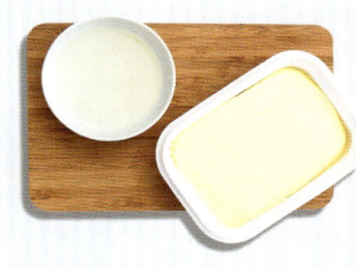

MCT-Fette

Was ist das?
MCT-Fette (engl. »Medium Chain Triglycerides«) sind Fette mit mittelkettigen Fettsäuren, die keine Lipase zur Verdauung benötigen.

Warum sind sie gut für mich?
Sie müssen keine Enzymtabletten einnehmen. MCT-Fette werden ohne Lipase der Bauchspeicheldrüse sowie ohne Gallensäuren innerhalb kürzester Zeit vom Darm aufgenommen. Es gibt sowohl Margarine als auch Speiseöl aus MCT-Fetten. Erhitzen Sie die Fette nicht zu lange. Am besten, Sie geben diese nach der Zubereitung zu den warmen Speisen.

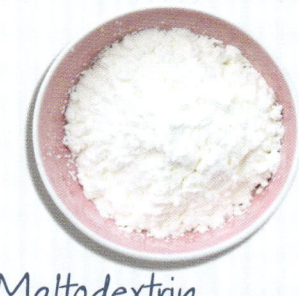

Maltodextrin

Was ist das?
Maltodextrin besteht aus leicht verdaulichen Kohlenhydraten.

Warum ist es gut für mich?
Gelingt es Ihnen nicht, über Ihr gewohntes Essen genügend Kalorien aufzunehmen, gibt es ein fettfreies Anreicherungsmittel: Maltodextrin. Da das Maltodextrin-Pulver nahezu geschmacksneutral ist und sich gut auflöst, kann es in viele Speisen und Getränke eingerührt werden (Wasser, Tee, Fruchtsäfte, Milchshakes, Suppen, Breie etc.). Sie erhalten es in der Apotheke oder können es im Internet bestellen.

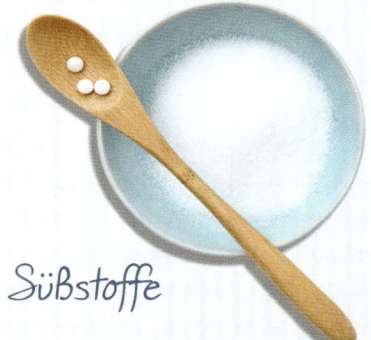

Süßstoffe

Warum brauche ich das?
Die kalorienfreien, künstlichen Süßstoffe haben keine Auswirkung auf den Blutzuckerspiegel. Sie eignen sich zum Kochen und Backen.

Was ist mit Stevia?
Stevia ist ein aus den Blättern der südamerikanischen Pflanze gewonnenes Stoffgemisch, das es in flüssiger oder Pulverform oder als Süßstofftabletten gibt. Die Süßkraft ist ca. 300-mal höher als die von Zucker. Zum Einfluss von Stevia auf den Blutzuckerspiegel gibt es noch keine endgültigen Studien.

Wer nicht fragt …
Antworten auf häufige Fragen

Es heißt, Fette mit einem niedrigen Schmelzpunkt sind besonders verträglich. Welche sind das?

›› Butter, Margarine und Pflanzenöle wie z. B. Raps-, Soja-, Sonnenblumen-, Maiskeim-, Kürbiskern- oder Walnussöl. Olivenöl kann aufgrund seiner chemischen Struktur in größeren Mengen Unverträglichkeiten auslösen.

Unter welchen Umständen soll ich MCT-Fette verwenden?

›› Diese Fette sind nur dann erforderlich, wenn Sie übliche Fette nicht vertragen. Dann sollten Sie aber zunächst überprüfen, ob genügend Enzyme eingenommen werden. Treten trotz Enzym-Mengenerhöhung noch Fettstühle auf, bieten sich als Alternative MCT-Fette an. Wichtig ist, diese langsam einschleichend zuzuführen, d. h., mit einer kleinen Menge von ca. 10 g pro Tag beginnen und die Dosis täglich um 5 – 10 g steigern.

Was wird in einer Diätberatung besprochen?

›› Die Diätberatung orientiert sich an Ihren individuellen Bedürfnissen. Es ist daher schwierig, auf diese Frage pauschal zu antworten. Die Inhalte sind abhängig vom Krankheitsbild, vom Anliegen und vom Kenntnisstand der Klienten. Sie lernen in der Beratung, sich trotz Einschränkungen gesund zu ernähren und Beschwerden zu vermeiden; außerdem den richtigen Umgang mit Enzympräparaten und die Berechnung von Fett und Kohlenhydraten. Sollten Sie sehr viel Gewicht verloren haben, erhalten Sie außerdem Tipps, wie Sie Ihr Körpergewicht stabilisieren oder steigern können. Für die Inanspruchnahme einer Diätberatung wird eine ärztliche Verordnung benötigt.

Kann ich irgendwann wieder alles essen?

›› Leider gibt es wenige Betroffene, die nach Pankreasoperationen wirklich alle Lebensmittel und Speisen ohne Einschränkungen vertragen. Meist bleiben ein paar unverträgliche Lebensmittel wie z. B. Knoblauch oder Zwiebeln in großen Mengen übrig. Die »strenge« Lebensmittelauswahl aus diesem Buch kann erfahrungsgemäß immer erweitert werden.

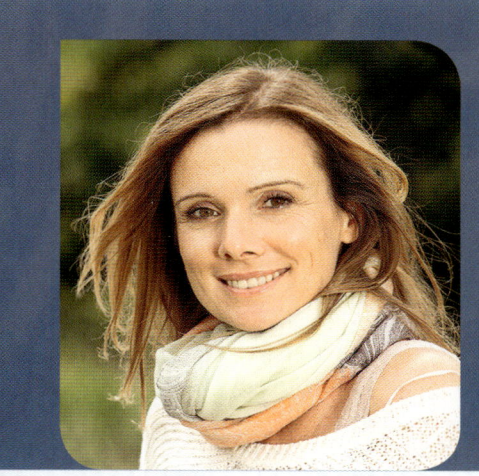

Was sind sekundäre Pflanzenstoffe und helfen Sie bei Krebserkrankungen?

» Es sind Stoffe, die in der Pflanze nicht im primären Stoffwechsel entstehen, wie z. B. Kohlenhydrate, Fette oder Eiweiß. Diese Stoffe bildet die Pflanze im zweiten Schritt, also sekundär. Sie sind keine Nährstoffe und liefern keine Energie. Der Pflanze dienen sie als Boten- und Schutzstoffe, als Farb- und Aromastoffe und als Wachstumsregulatoren.

Reichlich sekundäre Pflanzenstoffe sind enthalten in Obst, Gemüse, Vollkornprodukten, Hülsenfrüchten und Nüssen. Nach gegenwärtigem Kenntnisstand scheinen sie eine Vielzahl von Funktionen im menschlichen Körper beeinflussen zu können. Unter anderem können sie wahrscheinlich Krebs vorbeugen, das Immunsystem stärken, Entzündungen hemmen und den Blut-

druck senken. Deshalb sollte eine gesunde Ernährung 2 Portionen Obst und 3 Portionen Gemüse enthalten. Es ist empfehlenswert, möglichst verschiedene pflanzliche Lebensmittel aufzunehmen, so erhält man das gesamte Spektrum an sekundären Pflanzenstoffen.

Wie verhalte ich mich bei Einladungen zum Essen?

» Steht eine Familienfeier an oder eine Einladung im Freundeskreis, können Sie sich vorher nach dem Menüplan erkundigen und die Gastgeber informieren, was Sie essen können. In der Regel ist etwas für Sie dabei. Im Einzelfall wäre es bestimmt möglich, sich von zu Hause etwas mitzubringen. Werden Sie in ein Restaurant eingeladen, wählen Sie Speisen, von denen Sie den Fettgehalt gut einschätzen können (siehe Seite 29).

Ist mein Essen auch für meine Familie geeignet?

» Die Rezepte in diesem Buch eignen sich auch für die ganze Familie. Wenn Sie mit Fett sparsam umgehen müssen, können Sie zunächst Ihre Portion abnehmen und dann zusätzlich Butter oder Margarine z. B. über Kartoffeln oder Nudeln geben. Fleisch- oder Gemüsegerichte können Sie für Ihre Familie noch mit Zwiebeln, Knoblauch oder schärferen Gewürzen »aufpeppen«.

Soll ich regelmäßig Vitaminpräparate einnehmen?

» Es ist empfehlenswert, den Vitaminstatus regelmäßig überprüfen zu lassen. Bei Bedarf müssen besonders die fettlöslichen Vitamine A, D, E und K sowie Vitamin B_{12} substituiert werden. Sprechen Sie darüber mit Ihrem Arzt.

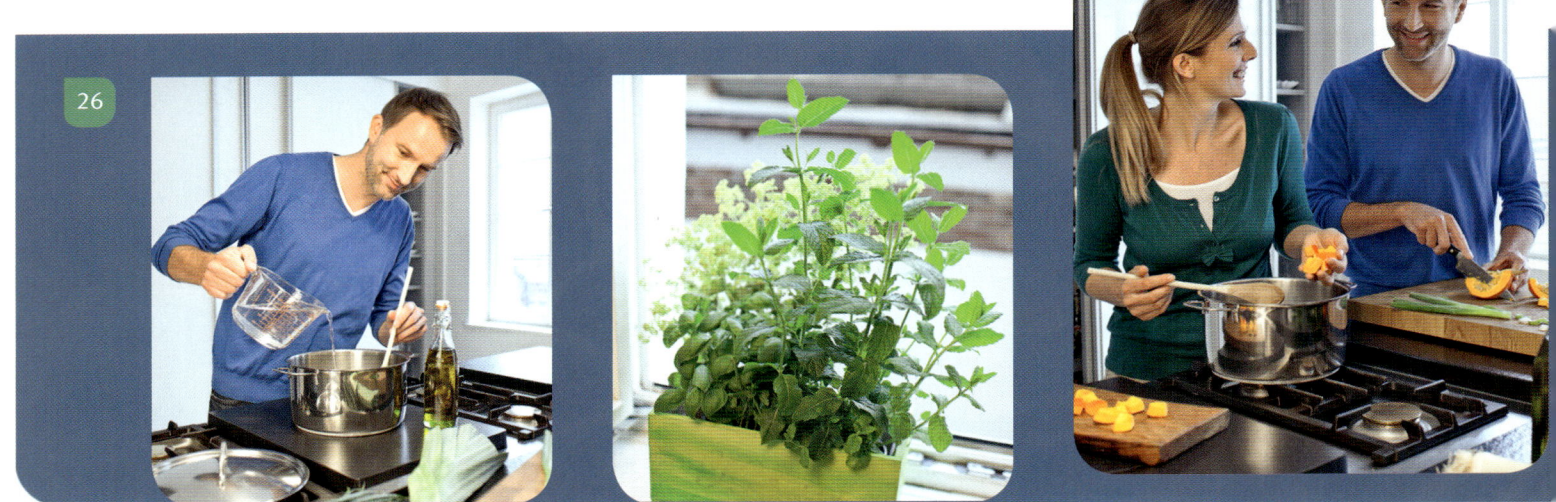

Richtig kochen:
So schmeckt die Umstellung

Fett richtig dosieren

Die tolerierte Fettmenge schwankt zwischen 70 g und maximal 100 g am Tag – das ist gar nicht so wenig. Wählen Sie bei sichtbaren Fetten nur Leichtverdauliches wie Butter, Margarine und Pflanzenöle. Davon können Sie ca. 30 – 40 g am Tag verzehren. Auf sehr fettreiche Lebensmittel und Speisen sollten Sie verzichten. Dabei wird Ihnen unsere Ernährungs-Navi (Seite 30) auf den folgenden Seiten helfen.

Fettfallen erkennen

Beim Einkaufen ist es oft nicht so einfach, fettreiche Lebensmittel auf Anhieb zu erkennen. Greifen Sie auf möglichst naturbelassene Produkte zurück, bei denen die Zutatenliste (Seite 21) überschaubar ist. Sie wissen ja schon: Die Zutat, die an erster Stelle steht, ist am meisten in dem Lebensmittel enthalten. Bei Milchprodukten und Käse ist es einfach, der Fettgehalt ist immer angegeben, auch an der Käsetheke gibt es sichtbare Angaben. Bei Fleisch sieht man auch sehr gut den weißen Fettanteil, Ausnahme ist Hackfleisch, hier sollten Sie beim Metzger gezielt eine fettarme Variante kaufen. In Supermärkten findet man auch tiefgekühltes Geflügelhackfleisch, das aber meist gewürzt ist.

Fett in der Wurst zu erkennen ist schwierig. In fein vermahlener Wurst ist oft mehr Fett enthalten als in einem Schwartenmagen, bei dem man die Fettstückchen sieht. Unproblematisch sind z. B. viele Schinkensorten. Da für Sie neben dem Fett auch die Gewürze wichtig sind, ist es ratsam, beim Metzger zu kaufen, wo man nachfragen kann.

Geeignetes Kochgeschirr und fettarmes Garen

In Töpfen mit Sandwichboden können Sie mit wenig Wasser und Fett z. B. Gemüse schonend dünsten. Pfannen gibt es entweder auch mit einem solchen Boden oder mit Antihaftbeschichtung. Wichtig ist es, das Fett in die kalte Pfanne zu geben und je nach

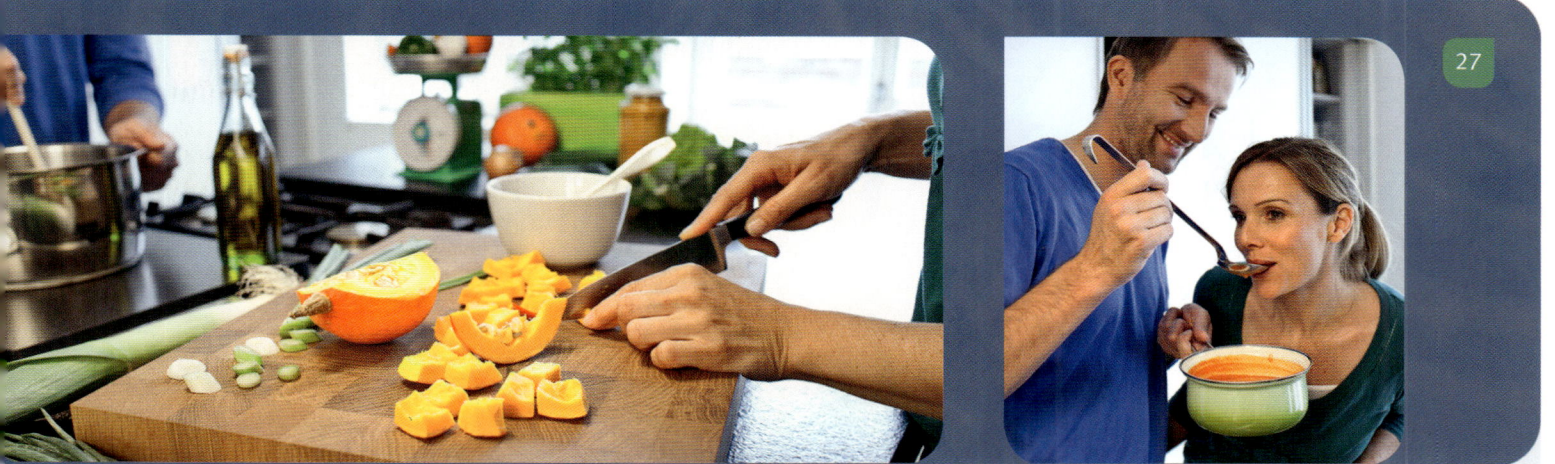

Herd höchstens bei mittlerer Stufe aufzuheizen. Bei längeren Garzeiten auf niedrige Stufe zurückschalten. Achten Sie immer darauf, nicht scharf anzubraten, sondern lieber bei niedriger Hitze leicht zu bräunen und dann eher zu dünsten.

Mithilfe eines Bratschlauches können Sie ohne großen Aufwand feine, fettarme Fleischgerichte zaubern. Seine Handhabung ist sehr einfach und wird beim Rezept Mediterraner Puten-Hackbraten (Seite 66) ausführlich beschrieben.

Die Zubereitung im Wok ist ebenfalls sehr schonend und gerade für Gäste eine tolle Sache, weil das Essen im Wok gegart und auch serviert werden kann. Einen Elektrowok kann man sogar direkt auf den Tisch stellen. Durch die Größe und Form des Woks ist es einfach, z. B. Gemüse mit unterschiedlichen Garzeiten zu dünsten. Das Gemüse mit kürzerer Garzeit wird an den Rand geschoben oder auf einem Gitter »zwischengelagert«.

Oder die einzelnen Zutaten werden nach und nach zugegeben.

Grillen

Grillen ist mittlerweile fast zu jeder Jahreszeit ein Thema und Sie müssen auf keinen Fall darauf verzichten. Nur der Holzkohlengrill ist leider ungeeignet, da die Temperaturen sehr hoch sind und sich gerade bei Fleisch sehr viele Röststoffe bilden. Bei Elektro- oder Gasgrills lässt sich die Temperatur besser regulieren und am Rand des Rostes kann man bei weniger Hitze mageres Fleisch ohne starke Bräunung grillen. Für Fisch und Gemüse eignen sich Aluschalen. Allerdings sollte man das Grillgut erst nach dem Grillen salzen und z. B. keinen Zitronensaft in einer Marinade zugeben, da diese das Metall lösen können und es so in das Grillgut übergehen kann. Eine gute Alternative sind z. B. antihaftbeschichtete Körbchen für Gemüse oder Holzbrettchen, die vor der Benutzung gewässert werden und auf denen gut Fisch gegrillt werden kann.

Bekömmlich essen

Garen Sie die Speisen bei niedrigen Temperaturen, soweit es geht, möglichst kurz und in wenig Wasser. So bleiben die Nährstoffe am besten erhalten. Und vermeiden Sie es, stark anzubraten – die Röststoffe können die Verträglichkeit der Speisen verschlechtern. Nehmen Sie sich Zeit und genießen Sie Ihr Essen. Essen Sie nicht nebenbei. Und: »Gut gekaut ist halb verdaut« – also essen Sie langsam und kauen Sie gründlich.

Viele Kräuter und Gewürze unterstreichen nicht nur den Eigengeschmack der Speise, sondern wirken darüber hinaus auch verdauungsfördernd. Ob Fenchel, Anis, Kümmel, Majoran oder Beifuß – die Kräuter unterstützen auf ganz natürliche Art und Weise den Verdauungsprozess. Sie können z. B. ganze oder gemahlene Kümmelkörner zum Garen von Gemüse verwenden – das macht das Gemüse bekömmlicher. Und Fenchel, Kümmel, Anis helfen auch als Tee wirksam gegen Blähungen.

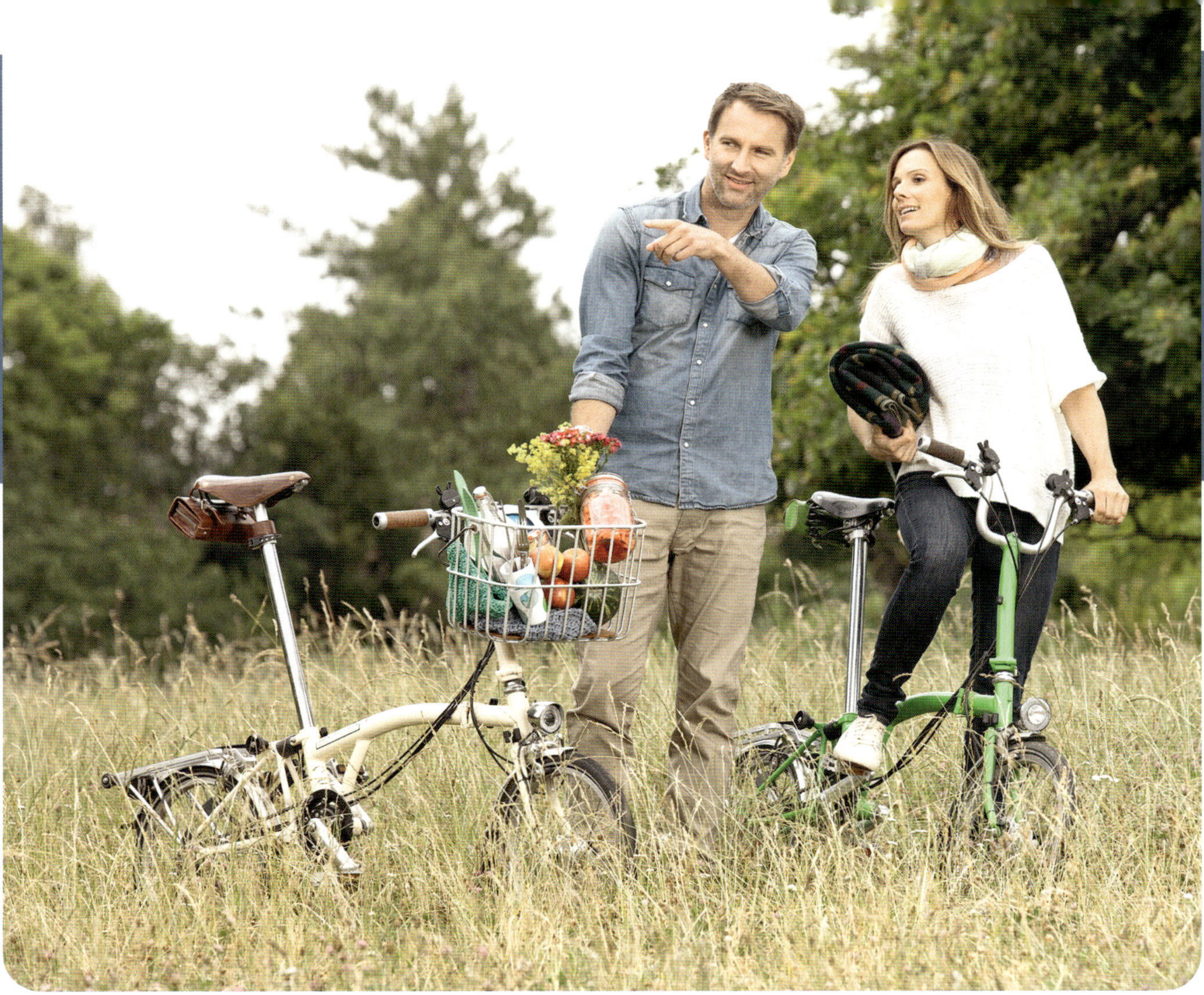

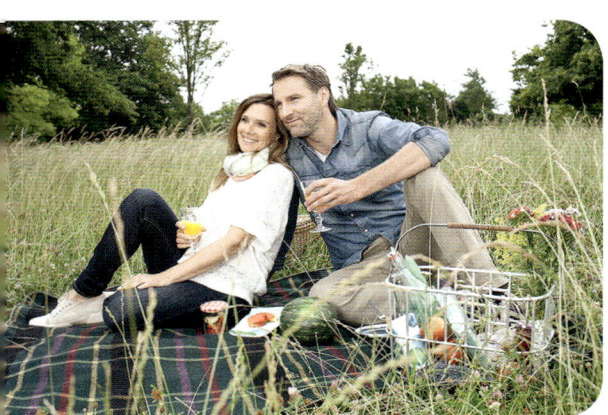
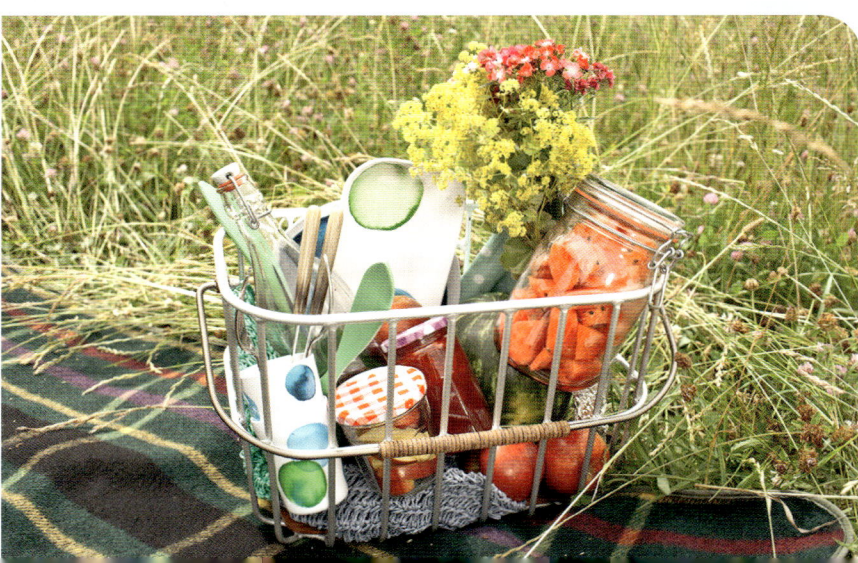

Mein Tag am Meer:
Unterwegs essen

Zu Hause lassen sich gut verträgliche Kleinigkeiten zubereiten. Doch wenn man den ganzen Tag unterwegs ist, kann es schon mal eng werden. Sie sollten also immer etwas zu essen dabei haben, falls es unterwegs gerade nichts oder nicht das Richtige für Sie zu kaufen gibt. Und: Regelmäßig etwas zu essen ist gerade für Menschen mit Diabetes sehr wichtig, denn sonst droht eine Unterzuckerung.

Für unterwegs eignen sich aus dem Rezeptteil dieses Buches:

- mit Aufschnitt oder Käse belegte Kefir-Kresse-Brötchen (Seite 120)
- Brötchen mit Camembert-Möhren-Aufstrich (Seite 58)
- Polentawürfel (Seite 53)
- Party Hot Dogs (Seite 52)
- Tortilla-Happen (Seite 50)
- Grießbrei (Seite 41) mit Apfelmark in kleine Vorratsdosen abgefüllt
- Milchreis (Seite 40) mit frischen Erdbeeren in kleine Vorratsdosen abgefüllt
- Apfelquark (Seite 100) in kleine Vorratsdosen abgefüllt

- Sanddornquark (Seite 9) in kleine Vorratsdosen abgefüllt

Essen im Restaurant

Sie können natürlich auch im Restaurant essen. Wählen Sie dabei überschaubare Gerichte, von denen Sie den Fett- oder Kohlenhydratgehalt einschätzen können, z. B. Fleisch oder Fisch ohne Panade, Gemüse, Kartoffeln, Reis oder Nudeln. Meistens eignen sich auch bekömmliche Salate, besonders dann, wenn Sie die Marinade selbst wählen können.

Snacks unterwegs kaufen

Unterwegs kaufen können Sie sich z. B. Reiswaffeln, Grissini, Knäckebrot, Brötchen oder ein Sandwich mit geeignetem Belag. Auch Buttermilch, Trinkjoghurt oder verträgliche Obstsorten sind als Zwischenmahlzeit geeignet. Kaffeeliebhaber finden im Kühlregal unterschiedlichen Fertigkaffee, oft auch mit Süßstoff gesüßt.

Der perfekte Picknick-Korb

Für die Mittagspause oder den Ausflug eignen sich selbst zubereitete Salate oder auch selbst hergestellte Wraps (Seite 50), die man vielfältig füllen kann. In Frischhaltefolie gewickelt bleiben sie über Stunden schön saftig. Dasselbe gilt auch für den Fitburger (Seite 56).

Stöbern Sie im Buch auch nach anderen herzhaften Snacks, die sich in einer gut schließenden Lunchbox transportieren lassen. Auch Salate wie beispielsweise der Couscoussalat (Seite 55) oder der Kartoffel-Spargel-Salat (Seite 55) eignen sich prima zum Mitnehmen. Süßschnäbel finden im Buch viele Backwaren, die in den Picknick-Korb passen. Dazu gehören z. B. diverse Plätzchen wie Marmor- oder Biskuitplätzchen (Seite 107) oder Möhrenmuffins (Seite 109). Apfel- oder Sanddornquark sind weitere Möglichkeiten.

Ernährungs-Navi:
Hier geht's lang

Geeignete und weniger geeignete Lebensmittel

Lebensmittelgruppe	geeignet	bedingt geeignet	weniger geeignet
Milch- u. Milchprodukte	flüssige Produkte bis 3,5 % Fett; Käse bis max. 45 % F. i.Tr.; Quark bis max. 20 % F. i.Tr.	süße Sahne, Schmand, Crème fraîche (bis max. 10 g/Portion) Doppelrahmfrischkäse, Feta, saure Sahne (max. 40 g/Portion), Parmesan in kleinen Mengen	Mascarpone, Käse über 45 % F. i.Tr. sowie scharfe und würzige Sorten und Hartkäse, z. B. Roquefort, Romadur, Emmentaler
Eier	Eierstich, Eieinlauf, pochiert, in verarbeiteter Form, z. B. in Teigen	Omelette, Rührei, Pfannkuchen	hart gekochte Eier, Spiegelei
Fette und Öle	Butter, Margarine, Pflanzenöle		Schmalz, Talg, Kokosfett, Mayonnaise
Fisch und Meeresfrüchte	Magerfische, z. B. Seelachs, Scholle, Kabeljau Thunfisch im eigenen Saft, Muscheln, Krusten- und Schalentiere, Lachsfilet	Thunfisch in kleinen Mengen (bis 50 g/Portion)	Fettfische wie Aal, Hering, Makrele, Lachssteak mit Haut, marinierte und geräucherte Fische, Fisch in Öl eingelegt
Fleisch, Innereien, Wurst	Bug, Rücken, Keule, Filet von Kalb, Rind und Schwein, Lammfilet, Pute, Hähnchen, Reh, Hirsch, Fasan; Leber, Herz, Niere, Zunge, Lunge; Geflügelwurst, Brühwurst, Corned Beef, Sülze, gekochter Schinken, Lachsschinken	magerer Schwartenmagen oder Zungenwurst, magerer Fleischkäse	Fleisch von Bauch, Brust und Nacken, Speck, Hammelfleisch, Gepökeltes und Geräuchertes, Wildschwein, Gans, Ente; Bries, Hirn; Rohwurst wie Salami, Cervelat, Landjäger, Blutwurst, Tee-, Leber-, Mettwurst, roher Schinken, Speck

Lebensmittelgruppe	geeignet	bedingt geeignet	weniger geeignet
Brot und Getreideprodukte	Weiß- u. Mischbrot (abgelagert), Brötchen; helles Knäckebrot, fein gemahlenes Vollkornbrot (abgelagert); Reis, Grieß, Sago, Stärke, Nudeln, Hirse, Quinoa, Haferflocken, Graupen, Maisgrieß; Weizenmehl bis Type 1050, Roggenmehl bis Type 997	Buchweizen, Grünkern (bis 20–30 g/Portion), Weizen- und Dinkelvoll-kornmehl	Schrot, ganze Körner, Amaranth, frisches Brot reines Sauerteigbrot
Gebäck	Biskuit, Brandmasse, Quark-Öl-Teig, Hefeteig (abgelagert), Strudelteig, Reiswaffeln, Zwieback	Gebäck aus Rührteig und Mürbeteig in kleinen Mengen	Blätterteig, Frittiertes, Buttercreme- und Sahnetorten
Hülsenfrüchte und Soja	Sojadrink und Tofu		alle Sorten, z.B. Linsen, Bohnenkerne, Erbsen
Nüsse und Samen		5 g/Portion, z.B. Hasel-nüsse, Mandeln, Mohn, Sesam	
Kartoffeln	Salz-, Pell- und Herzoginkartoffeln, Kartoffelbrei; gekochte Kartoffel-klöße, Püreepulver		in Fett gebraten oder frittiert
Gemüse	Aubergine, Blumenkohl-, Brokkoli- und Romanescoröschen, Blattsalate, Chinakohl, Chicorée, Fenchel, Kresse, Gurke (gegart), Kohlrabi (jung), Kürbis, Mangold, Möhre, Pastinake, Petersilienwurzel, Prinzessbohnen, Rote Bete, Sellerie, Spargel, Spinat, Staudensellerie, Tomate, Zucchini, Zuckerschoten	Bambussprossen, Erbsen fein, Mais, Radieschen, Rucola, Senfgurken, Sojakeimlinge (20–30 g/Portion), Champignons (10 g/Portion)	Rot-, Rosen-, Grün- und Weißkohl, Wirsing, Paprika, Pilze, Zwiebeln, Knoblauch, Gurken (roh), Gewürz-gurken, Rettich, Lauch, Schwarzwurzeln, Sauer-ampfer, Topinambur

Lebensmittelgruppe	geeignet	bedingt geeignet	weniger geeignet
Obst	Apfelsine, Banane, Erdbeeren, Grapefruit, Heidelbeeren, Himbeeren, Kaki, Kiwi, Mandarine, Melone, Papaya, Sanddornsaft, Mango (essreif); **gegart**: Apfel, Aprikose, Birne, Pfirsich, Nektarine, Litschi, Guave	Ananas (gegart 30 g/Portion), Brombeeren, Weintrauben (ca. 20 g/Portion), Kirschen aus dem Glas (30 g/Portion); Sultaninen (10 g/Portion), Hagebutte als Konfitüre	rohes Stein- und Kernobst (Pflaume auch gekocht), Avocado, Granatapfel, Eberesche, Johannisbeeren, Maulbeeren, Loganbeeren, Stachelbeeren, Mispel, Oliven, Passionsfrucht, Rhabarber; Trockenobst
Getränke	Mineralwasser, still oder medium, Kaffee (magenfreundlich, reizarm); alle Teesorten, Fruchtsäfte (verdünnt)		alkoholische Getränke, Säfte aus ungeeignetem Obst, Limonaden, Cola, Mineralwasser mit viel Kohlensäure
Kräuter und Gewürze	alle Küchenkräuter bis auf Schnittlauch; Salz, Anis, Kurkuma, Lorbeer, Nelke, Kümmel, Wacholderbeeren, Kardamom, Koriander, Zimt, Vanille, Paprika edelsüß, Curry mild	Pfeffer, Ingwer, Sojasauce, milder Senf in kleinen Mengen	Schnittlauch, Bärlauch, Meerrettich; scharfer Senf, scharfes Paprikapulver, Tabasco
Süßwaren	Zucker, Vanillezucker, Konfitüre, Honig; Bonbons, Gummibärchen, Geleefrüchte; Kaugummi (Sorbit)	Kakao (stark entölt) und kakaohaltige Getränkepulver in kleinen Mengen (10 g/Portion); Schokolade (5 g/Portion); Schaumwaren	Pralinen, Marzipan, Schokolade und Eis in großen Mengen

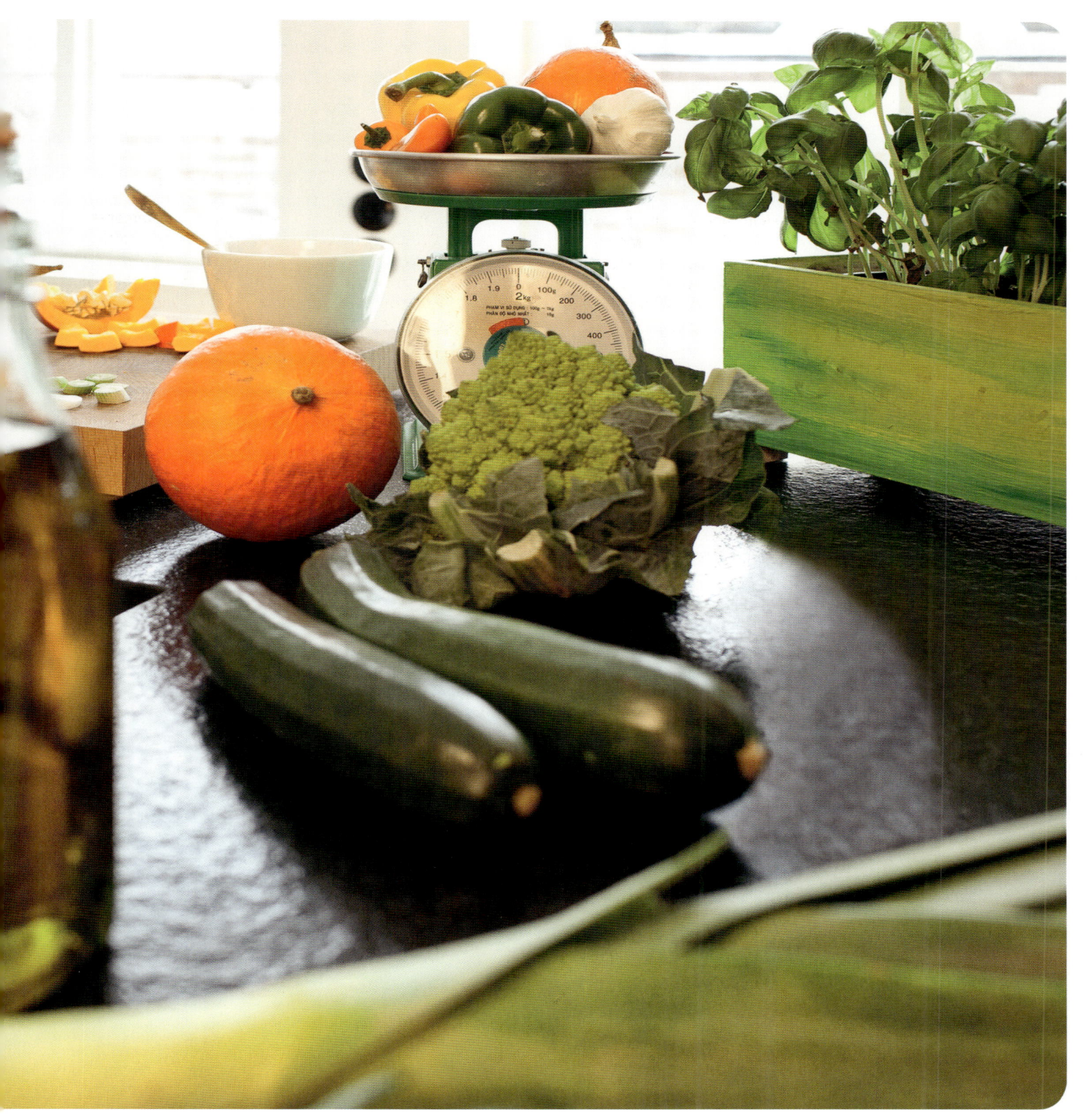

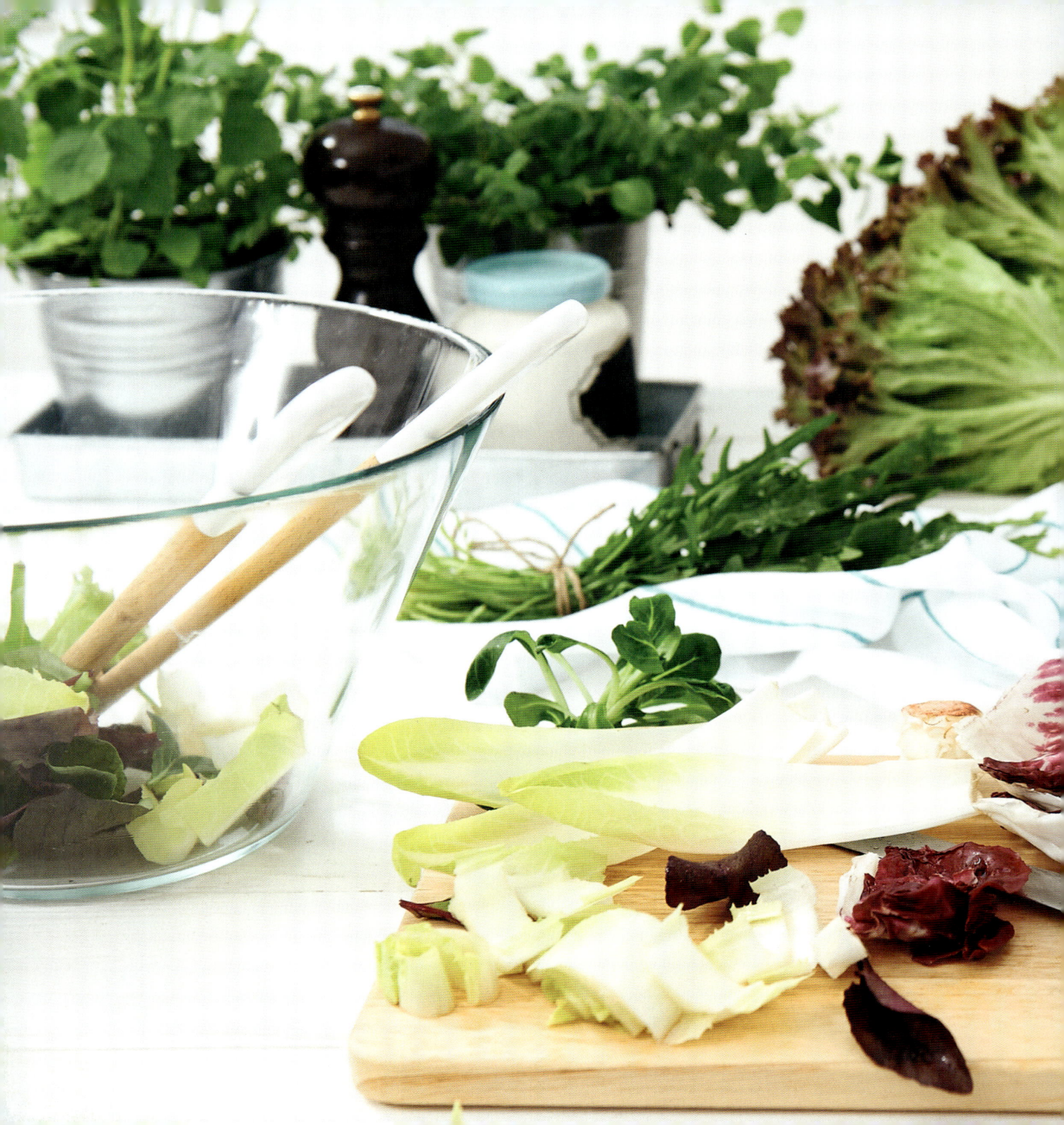

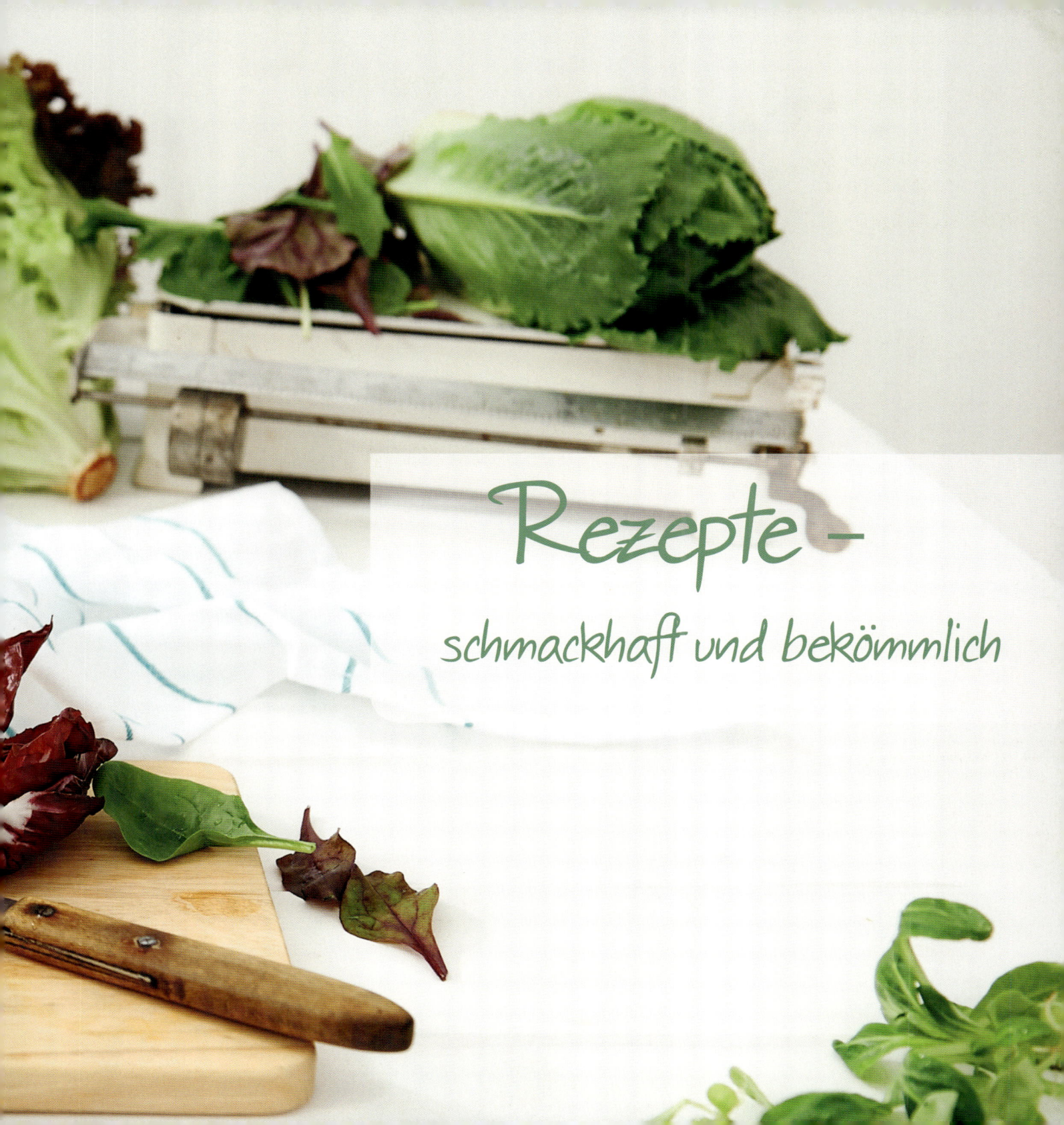

Rezepte –

schmackhaft und bekömmlich

Einkaufsliste (für 2 Personen)

Milchprodukte, Eier
- 1½ l fettarme Milch
- 30 g Halbfettmargarine
- 60 g Margarine
- 750 g Joghurt (1,5 % Fett)
- 125 g Quark (20 % Fett)
- 70 g saure Sahne (10 % Fett)
- 100 g Gouda oder Edamer, gerieben (30 % Fett, i.Tr.)
- 20 g Reibekäse (16 % Fett absolut)
- 125 g Camembert (45 % Fett i.Tr.)
- 11 Eier

Fleisch, Fisch
- 1 Dorade ausgenommen (ca. 500 g)
- 250 g gemischtes Hackfleisch (mager)
- 300 g Hähnchenbrustfilet
- 1 kleines Hähnchen (ca. 700 g mit Knochen)
- 1 kg Tafelspitz
- 125 g Lachsschinken

Obst und Gemüse
- 600 g tiefgekühlter Blattspinat
- 40 g Erbsen (tiefgekühlt)
- 750 g Kartoffeln (vorwiegend festkochend)
- 600 g Möhren
- 6 schöne große Chinakohlblätter (120 g)
- 200 g Sellerie
- 300 g reife Tomaten
- 300 g Hokkaidokürbis (geputzt 250 g)
- 2 Kohlrabi (400 g)
- 20 g Champignons
- 150 g Rote Bete
- 50 g Radieschen
- 2 Zitronen (unbehandelt)
- 300 g Äpfel
- 100 ml Orangensaft
- frischer Ingwer

Mehl und Co.
- 300 g Dinkelmehl Type 630
- 200 g Dinkelvollkornmehl
- 500 g Weizenmehl Type 1050
- 1½ kg Mehl
- 30 g Hartweizengrieß
- 90 g Polenta (Maisgrieß)
- 60 g Hirse
- 120 g feine Haferflocken

Sonstiges
- 3 Würfel Hefe
- milde Sojasauce
- 50 ml Kokosmilch
- 1 kg grobes Meersalz
- 700 ml Gemüsebrühe (Seite 96)
- ¼ l Fleischbrühe (Seite 97)

Kräuter und Gewürze
- frische Kresse
- Petersilie, Koriandergrün
- Kerbel, Sauerampfer
- Dill, Borretsch, Estragon
- Liebstöckel, Zitronenmelisse
- Weitere Produkte aus dem Vorrat (Seite 22)

In 7 Tagen zur neuen Ernährung

Sie werden schnell merken, dass es nicht schwer ist, leckere Gerichte zu zaubern und dabei das Fett und die BEs im Auge zu behalten. Die Rezepte schmecken darüber hinaus der ganzen Familie und die Gerichte werden Ihnen dabei helfen, Ihr Gewicht zu halten. Mit unseren Rezepten tun Sie Ihrem Körper etwas Gutes und genießen dabei mit allen Sinnen. Am besten gewöhnen Sie sich an, Ihre Woche im Voraus zu planen.

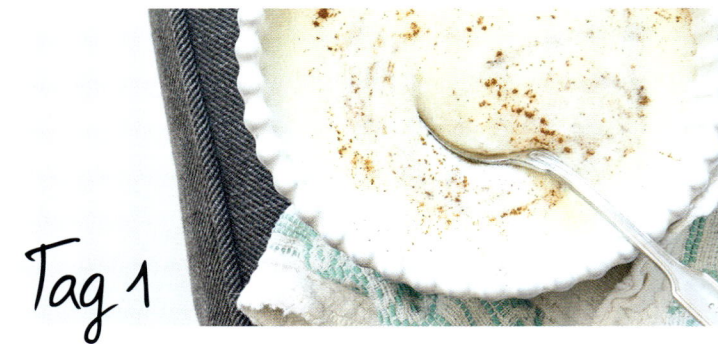

Tag 1

Frühstück: Grießbrei (Seite 41)

Mittagessen: Asia-Nudeln mit Hähnchenbrust (Seite 76)

Abendessen: Vesper mit Kürbisbrot (Seite 122)

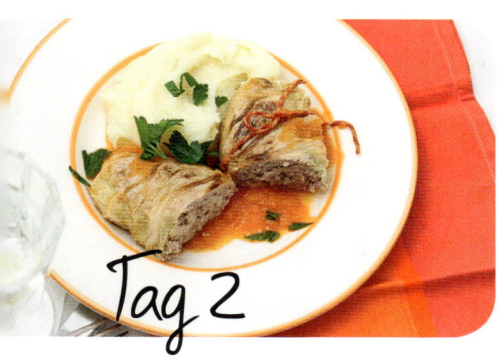

Tag 2

Frühstück: Kürbisbrot (Seite 122) mit Marmelade

Mittagessen: Chinakohl-Röllchen (Seite 64)

Abendessen: Polentawürfel mit Tomatendip (Seite 53)

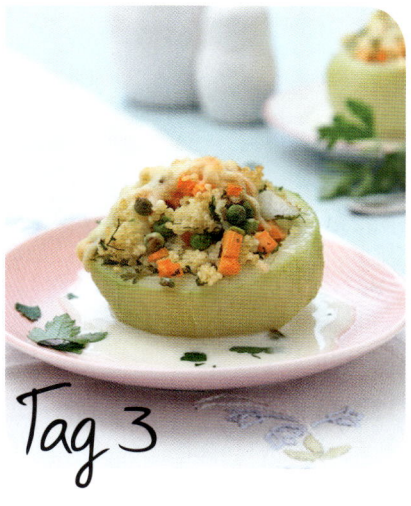

Tag 3

Frühstück: Apfelmüsli (Seite 40)

Mittagessen: Kohlrabi mit Hirsefüllung (Seite 80)

Abendessen: Vesper mit Haferflockenbrötchen (Seite 118)

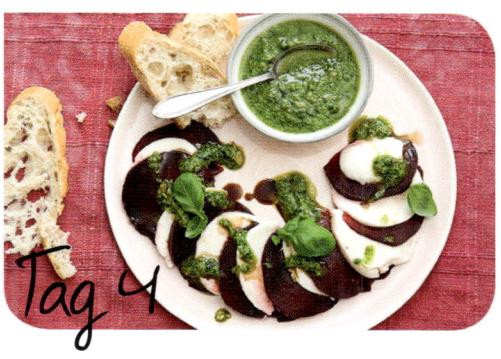

Tag 4

Frühstück: Haferflockenbrötchen (Seite 118) mit Belag

Mittagessen: Rote-Bete mit Mozzarella (Seite 56)

Abendessen: Hühnersuppe mit Nudeln (Seite 70)

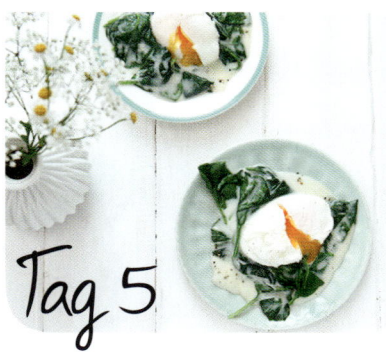

Tag 5

Frühstück: Pfannkuchen (Seite 40)

Mittagessen: Verlorene Eier auf Blattspinat (Seite 76)

Abendessen: Gewürzlaible (Seite 122) mit Camembert-Möhren-Aufstrich (Seite 58)

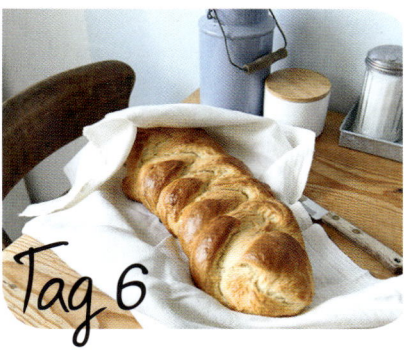

Tag 6

Frühstück: Hefezopf (Seite 116)

Mittagessen: Dorade im Salzmantel (Seite 86)

Abendessen: Gewürzlaible (Seite 122) mit Radieschen-Kresse-Quark (Seite 58)

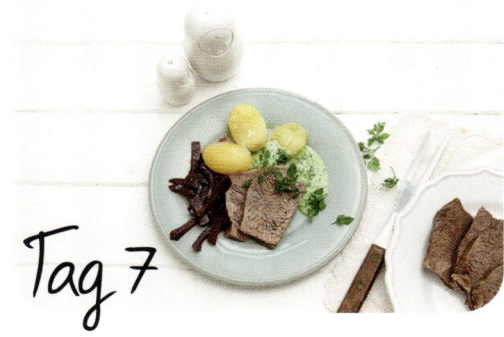

Tag 7

Frühstück: Gewürzlaible (Seite 122)

Mittagessen: Tafelspitz mit Kräutersauce (Seite 63)

Abendessen: Gefüllte Kartoffeln (Seite 79)

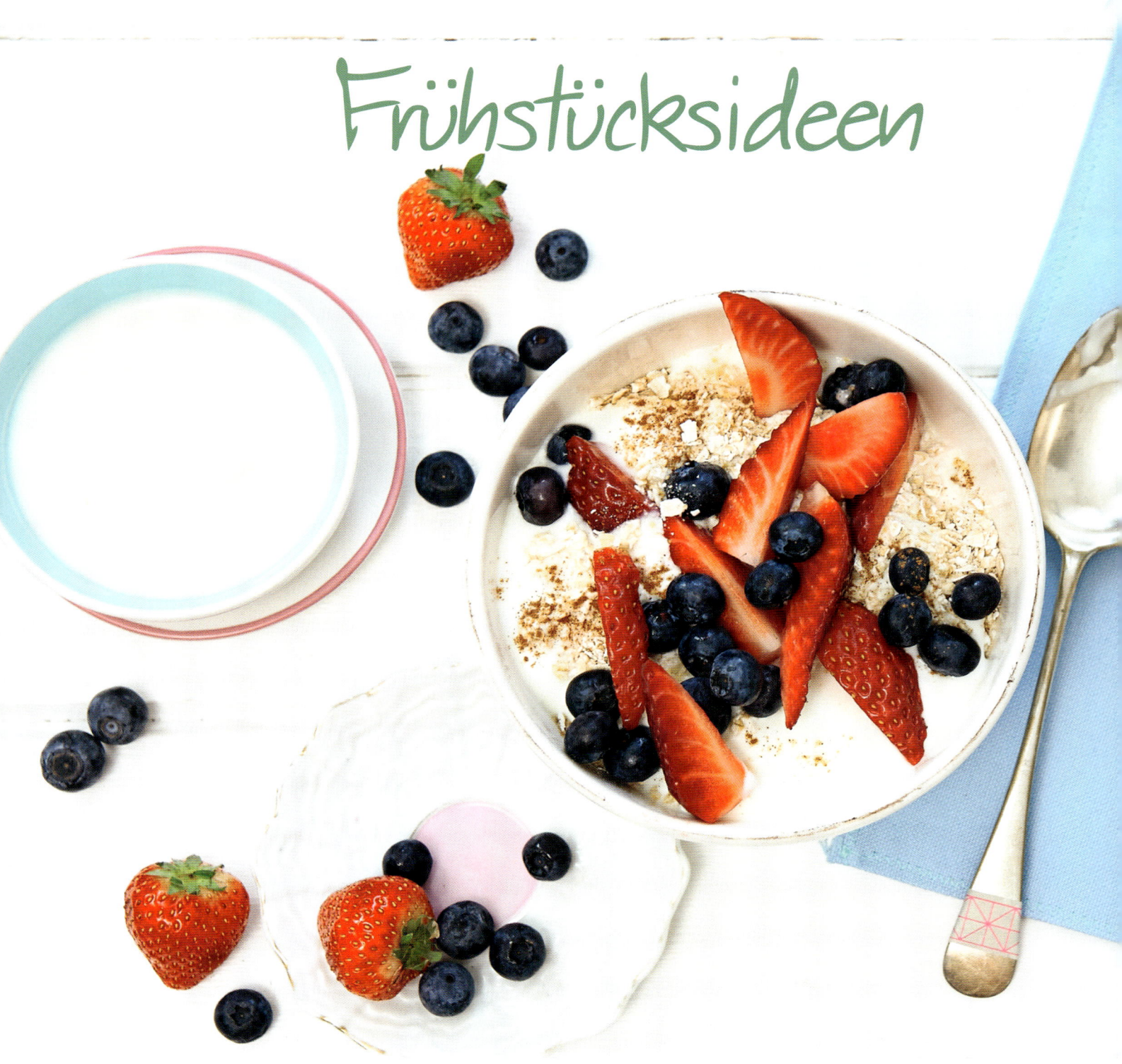

Frühstücksideen

Leicht und sättigend

Porridge mit Beeren

Für 2 große Portionen • gelingt leicht
⊘ 15 Min. + 15 Min. Garzeit

100 g kernige Haferflocken • 1 Prise Salz • 250 ml Milch
(1,5 % Fett) • 250 ml Wasser • 200 g Erdbeeren (geputzt
190 g) • 60 g Heidelbeeren • flüssiger Süßstoff nach
Geschmack

● Haferflocken mit Salz, Wasser und Milch aufkochen
und unter Rühren bei milder Hitze etwa 10 Min.
ausquellen lassen.

● Inzwischen die Beeren waschen, putzen, Erdbeeren
je nach Größe halbieren oder vierteln. Das Porridge mit
Süßstoff abschmecken und zusammen mit den Beeren
in 2 großen Tellern servieren.

Variante Die Beeren können gut durch anderes Obst
ersetzt werden und im Winter eignet sich natürlich
auch tiefgekühltes Obst.

Tipp Das Porridge schmeckt auch kalt als Zwischenmahlzeit gut. Es kann sehr gut für unterwegs mitgenommen
werden.

Nährwerte pro Portion
295 kcal • 13,4 g E • 7 g F • 44 g KH • 6,8 g Ba • 4 BE •
Lipaseeinheiten: 14 000

Warmer Brei

Haferfrühstück mit Mango

Für 2 Portionen • gelingt leicht
⊘ 5 Min. + 10 Min. Garzeit

½ l Milch (1,5 % Fett) • 60 g kernige Haferflocken •
Süßstoff • Zimt • 1 Mango (geschält, ohne Stein 160 g)

● Milch in einem Topf erwärmen, die Haferflocken dazugeben und unter ständigem Rühren 10 Min. bei schwacher
Hitze kochen. Mit Süßstoff und Zimt abschmecken und in
2 Schalen füllen.

● Die Mango schälen, das Fruchtfleisch vom Kern mit
einem Messer ablösen. Das Fruchtfleisch mixen und diese
Sauce zum Haferbrei servieren.

Nährwerte pro Portion
270 kcal • 12,9 g E • 6 g F • 39 g KH • 4,2 g Ba • 3,5 BE •
Lipaseeinheiten: 12 000

Der Klassiker
Milchreis

Für 2 Portionen • preisgünstig
⊘ 45 Min.

½ l Milch (1,5 % Fett) • 1 Prise Salz •
60 g Milchreis (Rundkornreis) • etwas
Bourbon-Vanillepulver • etwas flüssiger Süßstoff

● Die Milch mit Salz in einem Topf
zum Kochen bringen. Mit einem
Kochlöffel den Milchreis einrühren
und die Herdplatte auf die kleinste
Stufe zurückschalten. So lange
rühren, bis die Milch aufgehört hat
zu kochen.

● Einen Deckel draufgeben und
alle 5 Min. einmal umrühren. Wenn
der Brei zu fest wird, mit wenig
Wasser wieder breiig rühren. Nach
35–45 Min. ist der Reis weich, zur
Kontrolle ein Reiskorn probieren. Es
sollte ganz weich sein. Mit Süßstoff
und Vanille abschmecken.

Variante Lecker schmecken dazu
Erdbeeren oder Himbeeren, im Winter auch Apfelmus (ungezuckert).

Nährwerte pro Portion
225 kcal • 10,7 g E • 4 g F • 35 g KH •
0,6 g Ba • 3 BE • Lipaseeinheiten:
8000

Ein leckeres Müsli
Apfelmüsli

Für 2 Portionen • preisgünstig
⊘ 10 Min. + 2 Min. Garzeit

200 g Apfel (geschält und geputzt
180 g) • etwas Zitronensaft • 250 g
Naturjoghurt (1,5 % Fett) • 20 g Haferflocken • etwas flüssiger Süßstoff •
Zimt oder Bourbon-Vanillepulver

● Apfel waschen, schälen und grob
reiben. In wenig Zitronenwasser
2 Min. dünsten. Joghurt mit den
Haferflocken vermengen und nach
und nach die warme Apfelmasse
dazugeben. Mit etwas Süßstoff, Zimt
oder Vanillepulver abschmecken.

Variante Wenn Sie rohen Apfel vertragen, können Sie auch auf das Kochen verzichten. Joghurt kann durch
warme Milch ersetzt werden. Und
bei Verträglichkeit können Sie auch
eine kleine Menge Nüsse (maximal
5 g pro Portion) dazugeben.

Nährwerte pro Portion
140 kcal • 5,2 g E • 2 g F • 23 g KH •
2,8 g Ba • 2 BE • Lipaseeinheiten:
4000

Abwechslung beim Frühstück
Pfannkuchen

3 Stück • preisgünstig
⊘ 10 Min. + 6 Min. Garzeit

60 g Mehl • 30 ml Mineralwasser •
75 ml Milch (1,5 % Fett) • 1 Ei • 1 Prise
Salz • ½ TL neutrales Öl, z. B. Rapsöl

● Mehl in eine Schüssel geben.
Wasser und Milch mischen. Das
Gemisch langsam unter Rühren mit
dem Schneebesen zum Mehl geben.
Das Ei kräftig unterschlagen, dann Öl
und Salz unterrühren.

● Eine beschichtete Pfanne auf
mittlerer Hitze erwärmen. Pfanne
schräg halten und ⅓ der Teigmasse
hineingießen. Dabei die Pfanne so
drehen, dass der Teig den ganzen
Pfannenboden ausfüllt.

● Nach 1 Min. löst sich der Pfannkuchen vom Boden und kann gewendet
werden. Dann die zweite Seite blond
backen. Der fertige Pfannkuchen
kann mit Quark, Schinken oder Käse
oder auch süß mit Konfitüre gefüllt
werden.

Nährwerte pro Stück
124 kcal • 5,2 g E • 4 g F • 16 g KH •
0,6 g Ba • 1,5 BE • Lipaseeinheiten:
8000

Wärmendes Frühstück
Grießbrei

Für 2 Portionen • preisgünstig
⊘ 15 Min.

½ l Milch (1,5 % Fett) •
30 g Hartweizengrieß •
1 Prise Zimt und Salz •
etwas flüssiger Süßstoff

● Die Milch in einem Topf
zum Kochen bringen.
Mit einem Schneebesen
den Grieß einrühren.
Herdplatte ausschalten und
so lange rühren, bis die Milch
aufgehört hat zu kochen.

● Mit etwas Süßstoff, Salz und
Zimt abschmecken und den
Grießbrei auf der noch warmen
Herdplatte noch 5 Min. quellen
lassen.

Variante Wenn Sie den Grießbrei
in 2 Glasschälchen füllen und erkalten lassen, können Sie ihn als Nach-
tisch genießen. Vor dem Servieren
mit 2 halben Mandarinenschnitzen
garnieren.

Nährwerte pro Portion
170 kcal • 10 g E • 4 g F • 22 g KH •
1,1 g Ba • 2 BE • Lipaseeinheiten:
8000

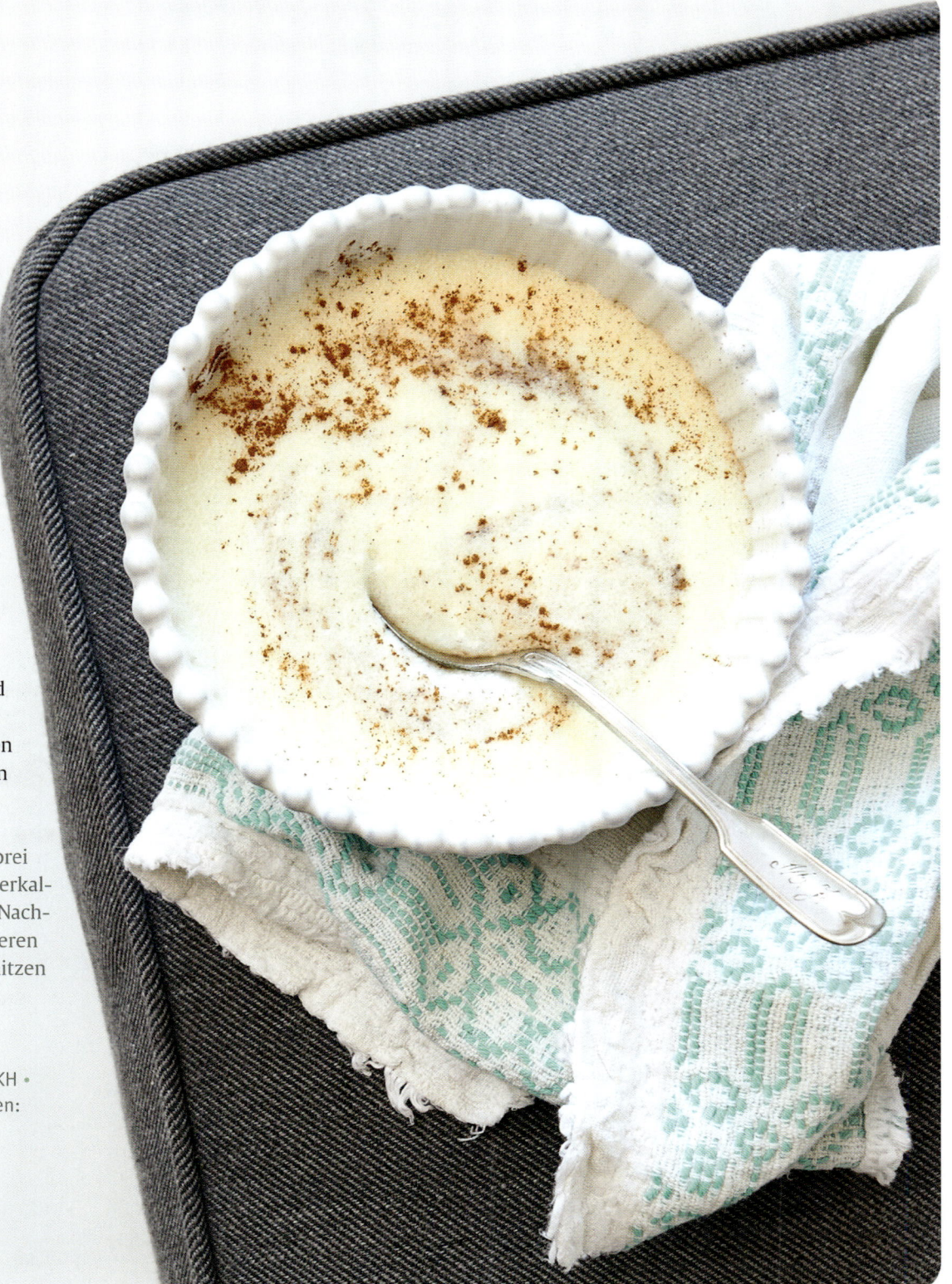

Lecker zum Wochenendfrühstück
Tomaten-Sellerie-Smoothie

Für 4 große Gläser • gelingt leicht
⊘ 15 Min.

250 g zarte Staudenselleriestangen • 800 ml Tomatensaft • etwas Salz • etwas Pfeffer • Sellerieblätter und -stangen zum Garnieren

● Den Staudensellerie waschen, putzen, in kleine Stückchen schneiden und mit dem Tomatensaft in ein hohes Gefäß geben. Mit dem Pürierstab fein pürieren oder im Mixer mixen. Nach Belieben abschmecken. Den Smoothie in Gläser füllen und mit etwas fein gehacktem Selleriegrün und einem kleinen Stück Selleriestange garnieren.

Tipp Nehmen Sie keine Blättchen zum Mixen, sie schmecken roh in größerer Menge leicht bitter. Die restlichen Staudenselleriestangen kann man gut in kleine Stücke schneiden und angedünstet als Gemüse essen oder in einer Suppe weiterverwenden.

Nährwerte pro Portion
47 kcal • 2,3 g E • 0 g F • 7 g KH • 1,9 g Ba • 0 BE • Lipaseeinheiten: 0

Auch für unterwegs
Vegetarisches Vollkornsandwich

Für 1 Sandwich • gelingt leicht
⊘ 10 Min.

1 Scheibe Vollkorn-Sandwich-Toast • 10 g Tomatenmark • 1 Blatt Kopfsalat • 30 g Frischkäse, fettreduziert • 3 Basilikumblättchen • 10 g Möhren

● Toastscheibe mit Tomatenmark bestreichen. Das Salatblatt waschen, trocken schütteln und darauflegen. Darüber den Frischkäse streichen. Basilikum hinzufügen.

● Möhre waschen, schälen und mit dem Schäler Streifen abhobeln. Diese über das Brot verteilen. Das Sandwich diagonal durchschneiden und zusammenklappen.

Tipp In Vollkorntoast ist meist nur ein kleiner Teil Vollkornmehl, er schmeckt aber herzhafter als heller Toast.

Nährwerte pro Portion
109 kcal • 6,3 g E • 3 g F • 13 g KH • 2 g Ba • 1 BE • Lipaseeinheiten: 6000

Erfrischend
Erdbeer-Joghurt-Smoothie

Für 2 Gläser • geht schnell
⊘ 10 Min.

200 g Erdbeeren • 125 g Joghurt (3,5 % Fett) • 10 ml Schlagsahne • 10 g zarte Haferflocken • 1 Spritzer Zitronensaft • Süßstoff oder Zucker

● Erdbeeren putzen und waschen. Zusammen mit den übrigen Zutaten in ein hohes Gefäß geben und mit einem Pürierstab fein pürieren oder im Mixer mixen. Mit Süßstoff oder Zucker abschmecken.

Nährwerte pro Portion
113 kcal • 4 g E • 5 g F • 11 g KH • 2,5 g Ba • 1 BE • Lipaseeinheiten: 10 000

❯ Erdbeer-Joghurt-Smoothie

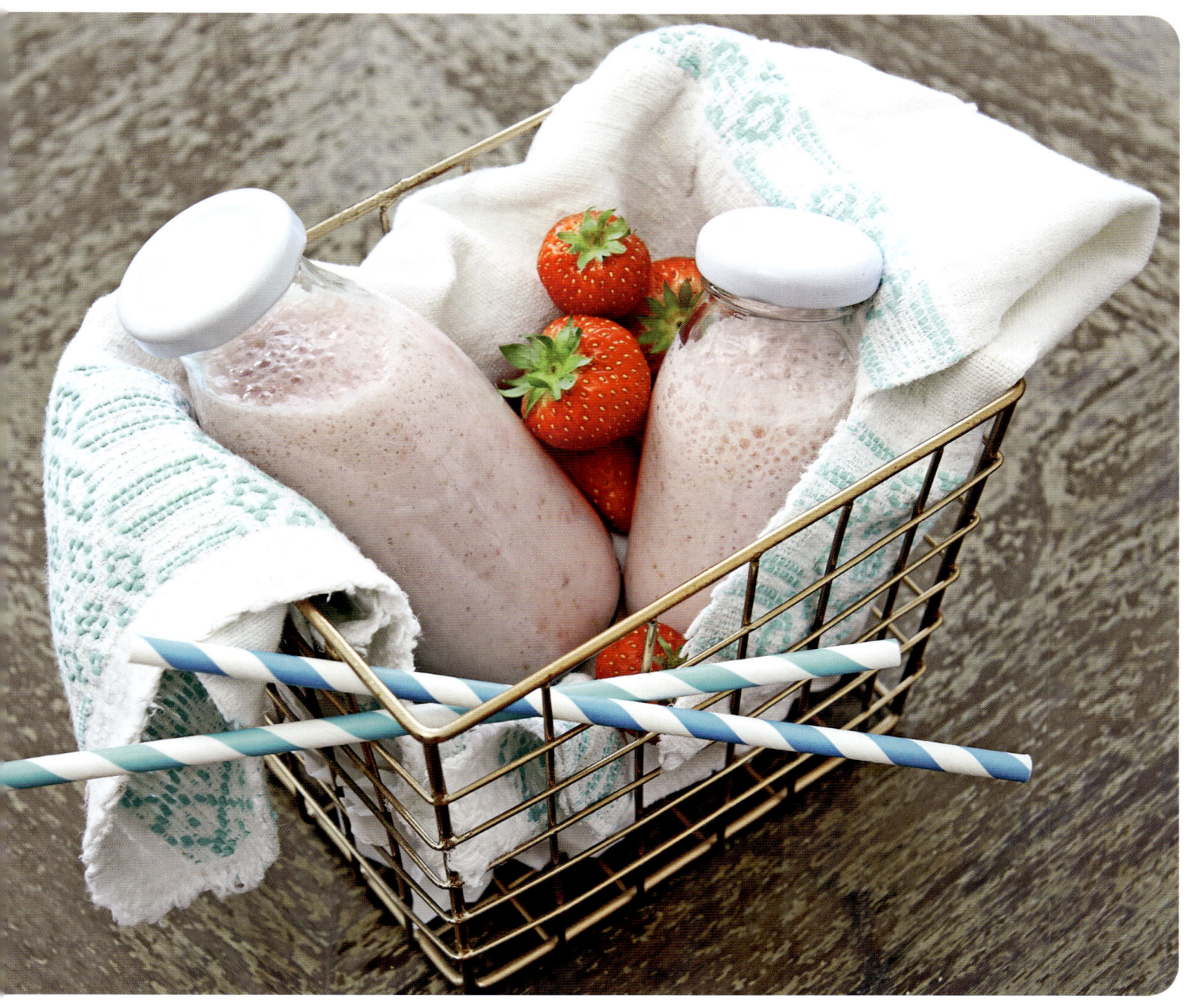

Fürs Wochenende
Frühstücksmuffins

Für 2 Portionen • braucht etwas mehr Zeit
⊘ 20 Min. + 20 Min. Backzeit

5 g Butter für die Form • 2 Scheiben Sandwichtoast • 2 Scheiben gekochter Schinken • 2 Eier • 40 g Frischkäse, fettreduziert • Salz • Pfeffer • 1 kleine Tomate • etwas gehackte Petersilie

● Den Backofen auf 175 Grad Umluft vorheizen. 2 Mulden des Muffinblechs mit der Butter ausfetten. Den Sandwichtoast in die Mulde legen und vorsichtig eindrücken, damit er nicht bricht. Das Brot jeweils mit einer Schinkenscheibe bedecken.

● Eier mit dem Frischkäse glatt verrühren und mit Salz und etwas Pfeffer abschmecken. Die Eimasse in die Muffins füllen. Die Brote mit Alufolie abdecken und für 15 Min. in den vorgeheizten Backofen schieben.

● Dann die Alufolie entfernen und noch weitere 5 Min. backen, bis die Eimasse ganz gestockt ist. Die Tomate in kochendes Wasser legen und anschließend häuten. Tomate in kleine Würfelchen schneiden. Den Toast am Rand der Form lösen und herausnehmen. Auf einen Servierteller setzen und mit den Tomatenwürfeln garnieren. Mit etwas Petersilie bestreuen

Nährwerte pro Portion
254 kcal • 17,9 g E • 12 g F • 18 g KH • 1,6 g Ba • 1,5 BE • Lipaseeinheiten: 24 000

Schöne Frühstücks-Alternative
Pfannkuchenspieße

Für 2 Portionen • preisgünstig
⊘ 15 Min. + 5 Min. Garzeit

60 g Mehl • 1 Ei • 100 ml Wasser • 1 Prise Salz • ½ TL Öl • 2 Scheiben gekochter Schinken (70 g) • 100 g fettreduzierter Frischkäse • 4 Salatblätter • 2 Schaschlikspieße

● Mehl in eine Schüssel geben und mit dem Wasser zu einem glatten Teig rühren. Ei und Salz dazugeben und unterrühren. Den Teig 5 Min. ruhen lassen.

● Eine beschichtete Pfanne (∅ 24 cm) mit Öl einpinseln und aus dem Teig 2 Pfannkuchen hellblond backen und auskühlen lassen.

● Die Pfannkuchen mit Frischkäse bestreichen, mit Schinken belegen, wieder mit Frischkäse bestreichen, dann die Salatblätter darauflegen und die Pfannkuchen aufrollen.

● Die Rollen in 4 gleich große Scheiben schneiden und jeweils 4 Stück auf einen Spieß stecken.

Nährwerte pro Portion
290 kcal • 21 g E • 8,5 g F • 31,5 g KH • 2,6 g Ba • 2 BE • Lipaseeinheiten: 17 000

➡ Frühstücksmuffins

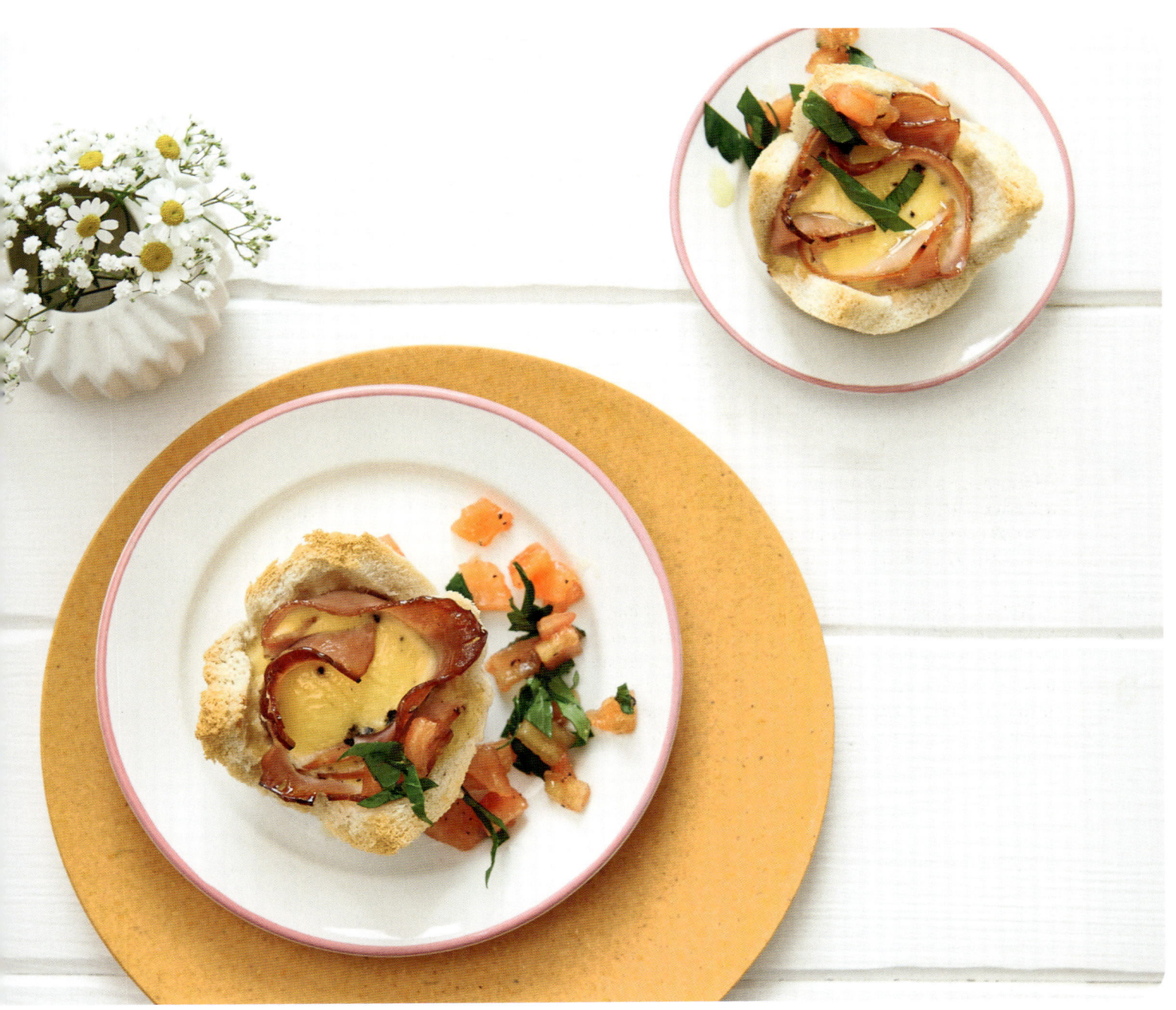

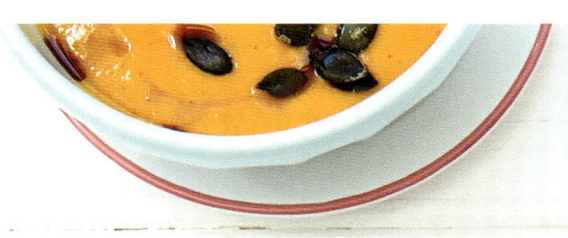

Kleine Gerichte

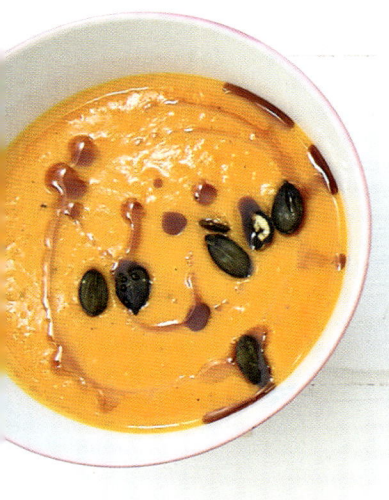

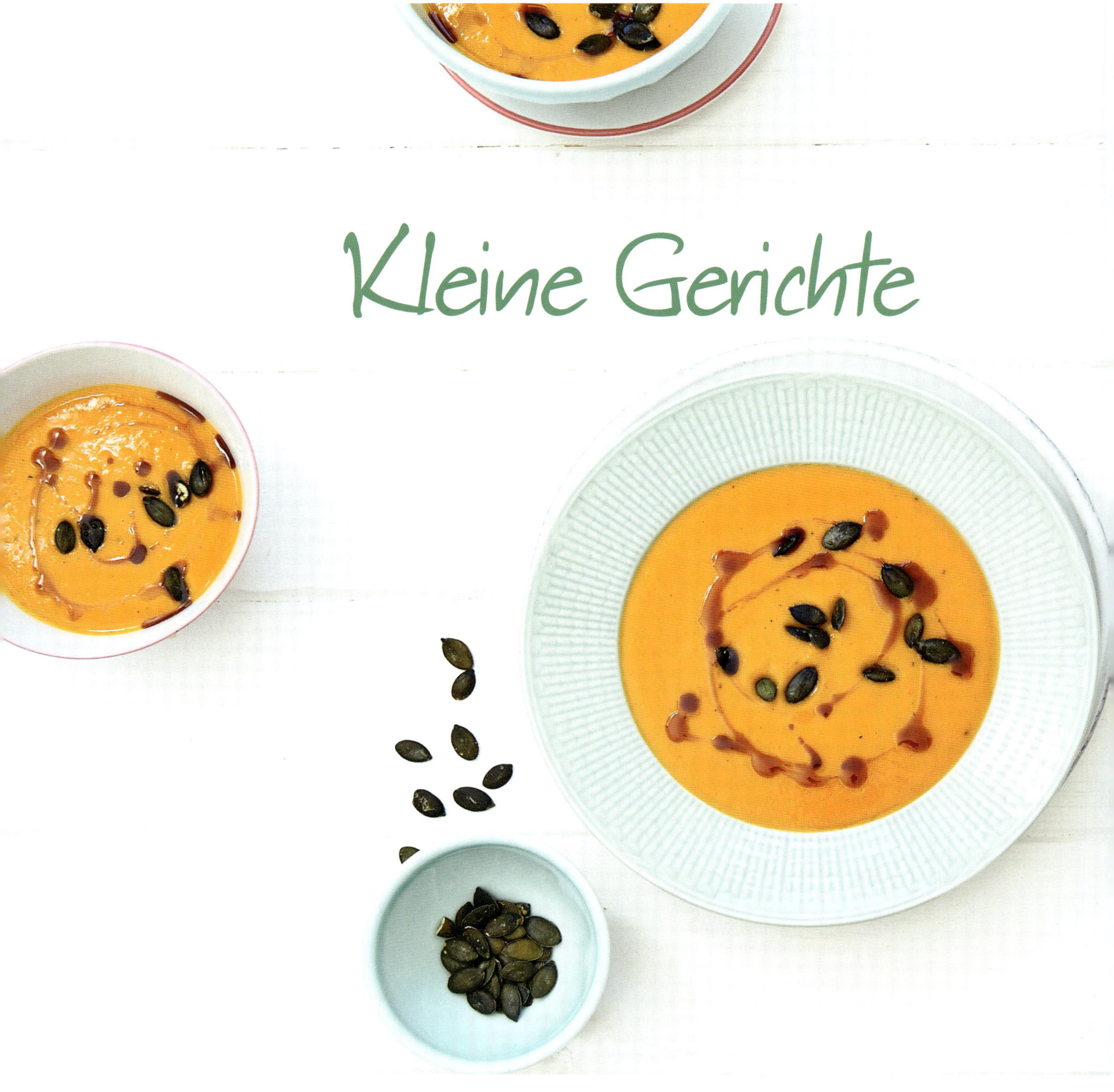

Für herbstliche Tage

Kürbiscremesuppe

Für 4 Portionen • gelingt leicht
⊘ 10 Min. + 20 Min. Garzeit

½ Hokkaidokürbis (ohne Kerne 400 g) • 1 TL Kürbiskernöl oder Rapsöl • 500 ml Gemüsebrühe (Seite 96) • Salz • wenig Pfeffer • etwas Ingwer und milder Curry • 1 Spritzer Zitronensaft • 30 ml Kokosmilch cremig (Dose)

● Den Kürbis gründlich waschen, halbieren und die Kerne mit den Fasern entfernen. Das Fruchtfleisch in walnussgroße Stücke schneiden und in Öl sanft anbraten. Mit Gemüsebrühe auffüllen. 20 Min. bei mittlerer Hitze kochen.

● Die Suppe mit dem Pürierstab mixen. Die Konsistenz sollte dickflüssig sein. Falls beim Kochen zu viel Flüssigkeit verdunstet, kann man noch etwas Wasser dazugeben. Die Suppe nun mit den Gewürzen und der Kokosmilch abschmecken.

Variante Als Garnitur passt sehr gut frischer Koriander oder Petersilie.

Tipp Reste der Kokosmilch lassen sich sehr gut portionsweise einfrieren.

Nährwerte pro Portion
121 kcal • 2,7 g E • 7 g F • 10 g KH • 5,2 g Ba • 1 BE • Lipaseeinheiten: 14 000

Eine herzhafte Suppe

Kartoffelsuppe

Für 2 Portionen als Hauptgericht • geht schnell
⊘ 10 Min. + 15 Min. Garzeit

320 g Kartoffeln (geschält 290 g) • 100 g Möhren • 100 g Sellerie • 1 Thymianzweig • 1 kleiner Rosmarinzweig • 2 Salbeiblätter • 2 Petersilienstängel • 1 Lorbeerblatt • 750 ml Gemüsebrühe (Seite 96) • Salz • etwas Pfeffer • 40 g Crème légère • 100 g magerer Kochschinken • 1 Majoranzweig • 2 Dillzweige

● Kartoffeln und Gemüse waschen, schälen und fein würfeln. Thymian-, Rosmarin- und Salbeiblätter waschen und fein hacken. Die vorbereiteten Zutaten mit den Petersilienstängeln und dem Lorbeerblatt in die Brühe geben und zugedeckt bei kleiner Hitze weich kochen. Mit Salz und Pfeffer würzen.

● Lorbeerblatt und Petersilie entfernen und die Suppe pürieren. Crème légère einrühren. Schinken würfeln, dazugeben und kurz aufkochen. Vor dem Servieren fein geschnittenen Dill und Majoran in die Suppe geben.

Nährwerte pro Portion
230 kcal • 13,6 g E • 7 g F • 27 g KH • 4,5 g Ba • 2 BE • Lipaseeinheiten: 14 000

Sättigende Suppe

Brokkolisuppe mit Lachsfilet

Für 4 Portionen • gelingt leicht
⊘ 20 Min. + 15 Min. Garzeit

500 g Brokkoli • Salz • etwas Pfeffer •
20 ml Sahne • etwas gehackte Petersilie • 4 Lachsfilets, je ca. 100 g

● Brokkoli putzen und waschen,
grob zerkleinern, je nach Empfind-
lichkeit evtl. nur die Röschen verwenden. Brokkoli in 600 ml Salzwasser weich kochen. Die Lachsfilets
abwaschen, trocken tupfen, mit Salz
und Pfeffer würzen.

● Die Suppe mit einem Pürierstab
mixen. Mit Salz und Pfeffer abschmecken. Die Lachsfilets in wenig
Öl bei milder Hitze leicht anbraten
und ca. 10 Min. gar dünsten. Die
Suppe mit Sahne verfeinern, in Sup-
pentassen füllen und mit Petersilie
garnieren. Dazu das Lachsfilet und
ein selbst gebackenes Kefir-Kresse-
Brötchen (Seite 120) servieren.

Nährwerte pro Portion
255 kcal • 24,4 g E • 15 g F • 3 g KH •
3,4 g Ba • 0 BE • Lipaseeinheiten:
30 000

Die Suppe vom Cover

Rote-Bete-Süppchen

Für 2 Portionen • preisgünstig
⊘ 10 Min. + 20 Min. Garzeit

1 Rote Bete (250 g) • 150 g Kartoffeln • 50 g Möhren • 1 Lorbeerblatt •
½ TL Salz • ¼ TL Tafel-Meerrettich •
etwas Muskat • 40 ml saure Sahne

● Rote Bete, Kartoffeln und Möhre
waschen, schälen und in walnussgroße Stücke schneiden. Das Gemüse
in 400 ml Wasser mit dem Lorbeerblatt und dem Salz garen. Nach
20 Min. das Lorbeerblatt entfernen,
Meerrettich dazugeben und mit dem
Pürierstab mixen. Mit Salz und etwas
Muskat abschmecken.

● Das Rote-Bete-Süppchen in 2 Sup-
pentassen füllen und mit der sauren
Sahne garnieren.

Tipp Bei der Zubereitung von
Roter Bete sind Einweg-Handschuhe
sinnvoll.

Nährwerte pro Portion
152 kcal • 3,9 g E • 4 g F • 23 g KH •
4,8 g Ba • 1,5 BE • Lipaseeinheiten:
8 000

Festtagssüppchen

Kresse-Gurken-Suppe

Für 4 Portionen • preisgünstig
⊘ 10 Min. + 10 Min. Garzeit

1 Salatgurke (ca. 400 g) • 100 ml
Gemüsebrühe (Seite 96) • 1 Schale
frische Kresse • 20 ml Sahne • Salz •
etwas Pfeffer • Muskat

● Gurke waschen, schälen, in grobe
Stücke schneiden und in Gemüsebrühe 10 Min. kochen.

● Die Kresse aus dem Karton nehmen, unter fließendem Wasser
abbrausen und mit der Schere inkl.
⅔ der Stiele abschneiden. Mit einem
Küchenpapier trocken tupfen. Für
die Dekoration etwas Kresse zurück-
halten.

● Gurken mit Kresse mit dem
Pürierstab mixen, Sahne dazugeben
und mit Salz, Pfeffer und Muskat
abschmecken.

Variante Pro Portion kann noch
1 EL gegarte Krabben in die Suppe
gegeben werden.

Nährwerte pro Portion
68 kcal • 1,9 g E • 5 g F • 5 g KH • 2,4 g
Ba • 0 BE • Lipaseeinheiten: 10 000

❯❯ Brokkolisuppe mit Lachsfilet

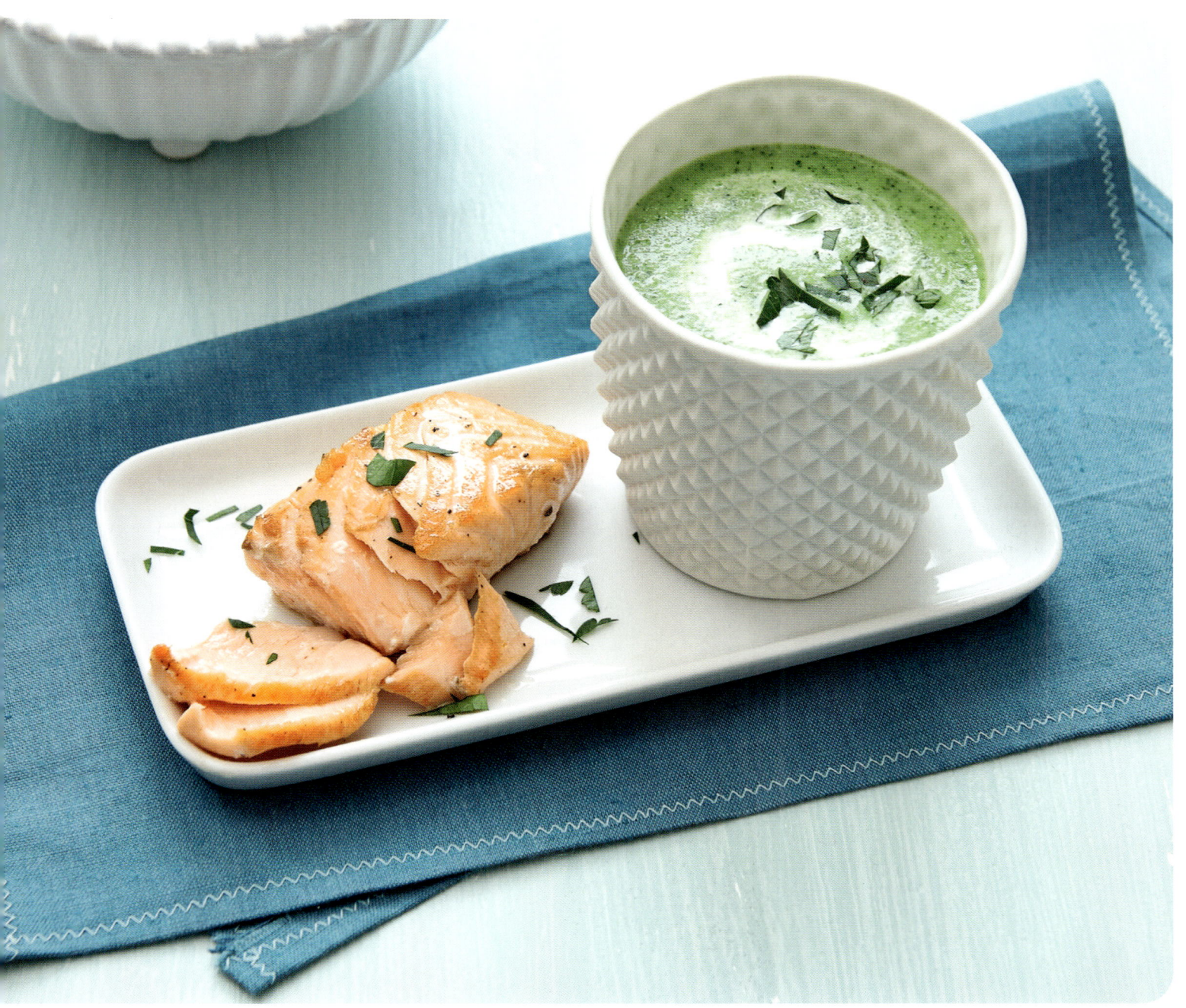

Prima auch als Fingerfood

Tortilla-Happen mit Forelle

Für 16 Stück • braucht etwas mehr Zeit
🕑 20 Min. + 50 Min. Garzeit

250 g Kartoffeln (geschält 220 g) • 4 Eier • 80 ml Milch (1,5 % Fett) • 1 Prise Salz • Muskat • 1 Msp. Schabzigerklee • je ¼ TL Oregano und Majoran (getrocknet) • 60 g geräuchertes Forellenfilet • 1 Tomate • frischer Dill • Zahnstocher

● Kartoffeln waschen, schälen und als ganze Kartoffeln in Salzwasser kochen, Wasser abschütten und Kartoffeln abkühlen lassen. Diese in dünne Scheiben schneiden.

● Milch, Eier, Salz und Gewürze verrühren und die Hälfte in eine kleine gefettete Auflaufform gießen. Kartoffelscheiben darauf schichten. Restliche Eiermilch über die Kartoffeln gießen und im Backofen bei 170 Grad Umluft (190 Grad Ober-/Unterhitze) 30 Min. backen.

● Die ausgekühlte Tortilla in Würfel schneiden, in Papier-Backförmchen setzen und mit einem gleich großen Stück Forellenfilet belegen.

● Der Tomate den Blütenansatz herausschneiden, die Tomatenhaut einmal einritzen und dann für 10 Sek. in kochendes Wasser legen. Gleich mit kaltem Wasser abschrecken und dann häuten. Die Tomate halbieren, die Kerne entfernen und das Fruchtfleisch in Streifen schneiden. Mit einem Zahnstocher die Tomatenstreifen auf den Tortilla-Schnitten befestigen und mit einem gewaschenen Dillfähnchen garnieren.

Nährwerte pro Portion (8 Stück)
310 kcal • 24,2 g E • 12 g F • 25 g KH • 2,2 g Ba • 2 BE • Lipaseeinheiten: 24 000

Prima zum Mitnehmen

Wraps mit Putenbrust

Für 4 Wraps • gut vorzubereiten
🕑 30 Min.

75 g Römer- oder Eisbergsalat • 75 g saure Sahne oder Crème fraîche leicht (15 % Fett) • 75 g Magerquark • Salz • Kräuter nach Belieben (Petersilie, Kerbel, Basilikum), frisch gehackt oder tiefgekühlt • 4 kleine Wraps, pro Stück ca. 40 g • 4 Scheiben Putenbrustaufschnitt, ca. 125 g • Pergamentpapier oder -tüten

● Den Salat putzen und waschen, abtropfen lassen, am besten schleudern oder in einem Küchentuch etwas abtrocknen. Dann in ca. 1 cm breite Streifen schneiden. Saure Sahne, Magerquark Salz und Kräuter verrühren.

● Die Wraps nebeneinanderlegen und mit der Creme bis zum Rand bestreichen. Dann mit den Salatstreifen und zuletzt mit der Putenbrust belegen. Dabei an einer Seite etwas mehr Abstand zum Rand lassen. Die Wraps von der gegenüberliegenden Seite eng aufrollen, dabei die beiden seitlichen Ränder vor dem Einrollen nach innen schlagen, damit die Füllung nicht herausläuft.

● Die Wraps in Pergamentpapier fest einrollen oder in Tüten eindrehen. Besonders schön sieht es aus, wenn man die Wraps in der Mitte schräg durchschneidet.

Tipp Wenn Sie BEs berechnen müssen, achten Sie beim Kauf auf die Grammangaben für 1 Wrap (ca. 40 g), der Gesamtinhalt der Packung ist dann nicht wichtig.

Nährwerte pro Wrap
174 kcal • 13,5 g E • 2,7 g F • 21,5 g KH • 0,4 g Ba • 1,5 BE • Lipaseeinheiten: 6000

❯ Wraps mit Putenbrust

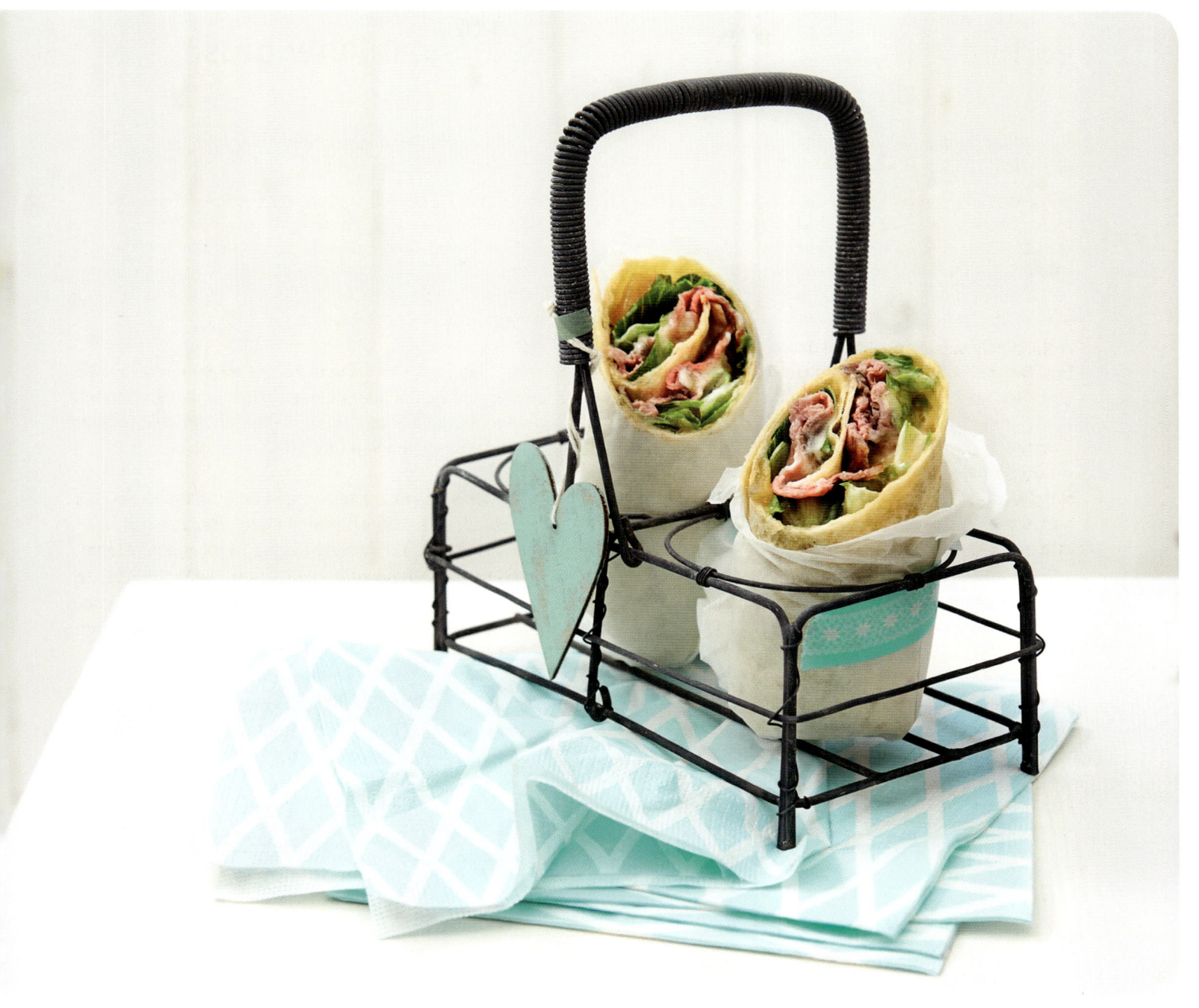

Mit Quark-Öl-Teig
Party Hot Dogs

Für 6 Stück • gelingt leicht
⊘ 30 Min. + 15 Min. Backzeit

200 g Mehl • 1 TL Backpulver • Salz • 1 Ei • 40 ml Öl •
100 g Magerquark • 50 g Tomatenmark • italienische
Kräuter (Oregano, Basilikum, Rosmarin, Majoran, Salbei) •
6 Geflügelwürstchen à 50 g • etwas Milch

● Mehl mit Backpulver und Salz in einer Rührschüssel
vermengen. Ei, Öl und Quark dazugeben und mit den
Knethaken des Handrührgeräts kräftig zu einem glatten
Teig verkneten. Den Teig dünn ausrollen und in 6 Recht-
ecke (16 × 8 cm) schneiden.

● Den Backofen auf 175 Grad Umluft (190 Grad Ober-/
Unterhitze) vorheizen. Tomatenmark mit wenig Wasser
und den Gewürzen glatt rühren und die Kräuter untermischen. Die Tomatenmasse auf den Rechtecken verteilen
und die Würstchen darin einwickeln. An beiden Seiten den
Teig zusammendrücken, sodass die Wurst fest eingepackt
ist.

● Die Hot Dogs auf ein mit Backpapier belegtes Backblech
legen. Die Oberfläche mit etwas Milch einpinseln und
15 Min. im Backofen backen.

Nährwerte pro Stück
260 kcal • 16,7 g E • 10 g F • 25 g KH • 1,2 g Ba • 2 BE •
Lipaseeinheiten: 20 000

Ein leckeres Abendessen
Putenbrust auf Toast mit Mango

Für 2 Portionen • gelingt leicht
⊘ 20 Min. + 15 Min. Garzeit

15 g Butter • 1 EL Mehl • 75 ml Brühe • 75 ml Milch •
Salz • Muskat • 1 reife Mango (geschält und ohne Stein
200 g) • 250 g Putenbrust • mildes Currypulver • wenig
Pfeffer • 1 EL Öl • 4 Scheiben Toastbrot • 40 g Reibekäse
(16 % Fett absolut)

● Den Backofen auf 175 Grad Umluft (190 Grad Ober-/
Unterhitze) vorheizen. Für die Sauce Butter in einem kleinen Topf erhitzen. Das Mehl dazugeben, etwas »schwitzen«
lassen und mit Milch und Brühe ablöschen, mit Salz und
Muskat würzen und 5 Min. köcheln lassen.

● Mango waschen, schälen und längs 2 Scheiben abschneiden, diese längs halbieren. Die Putenbrust in
4 kleine dünne Schnitzel schneiden. Diese mit der Hand
flach klopfen, würzen und in der Pfanne in Öl auf allen
Seiten braten. Fleisch herausnehmen.

● Das Toastbrot im Toaster hell rösten und auf ein Backblech (mit Backpapier) legen. Mit je einer Mangoscheibe
belegen, darauf die Putenbrust geben und mit der Sauce
beträufeln. Den Käse darüberstreuen und 5 Min. im Backofen bis zum gewünschten Bräunungsgrad gratinieren
(Backofen mit Grillfunktion).

Variante Wenn es schnell gehen muss, verwenden Sie
fertige Béchamelsauce aus dem Tetrapack (Zutatenliste
beachten).

Nährwerte pro Portion
505 kcal • 42,6 g E • 19 g F • 39 g KH • 3,2 g Ba • 4 BE •
Lipaseeinheiten: 38 000

Wunderbar fürs Büfett
Polentawürfel mit Tomatendip

Für 20 Stück • braucht etwas mehr Zeit
🕐 45 Min. + 30 Min. Garzeit

300 ml Gemüsebrühe (Seite 96) • 1 TL Butter • ½ TL Salz • 90 g Polenta (Maisgrieß) • 125 g Lachsschinken • 1 TL Rapsöl • 300 g reife Tomaten • 1 TL Olivenöl • 2 EL Ketchup • 1 EL Tomatenmark • wenig Pfeffer • 1 EL Petersilie (gehackt) • Oregano • Salbei • Rosmarin (getrocknet)

● Gemüsebrühe, Butter und Salz aufkochen. Polenta unter ständigem Rühren einrieseln lassen. 20 Min. auf kleiner Hitze weiterrühren, bis sich der Brei vom Topfrand löst. Die Masse 1½ cm dick auf ein Brett streichen und abkühlen lassen. In 20 Würfel schneiden (ca. 2 × 3 cm), mit den Schinkenscheiben umwickeln und mit Zahnstochern feststecken.

● Für den Tomatendip die Tomaten heiß überbrühen, kalt abschrecken und häuten. Stielansätze und Kerne entfernen. Die Kerne durch ein Sieb passieren und den Saft auffangen. Das Fruchtfleisch in Würfel schneiden.

● Olivenöl im Topf erhitzen, Tomatenmark, Tomatenwürfel, Tomatensaft, Ketchup und Gewürze und Kräuter dazugeben und 5 Min. köcheln lassen. Abkühlen lassen, dann Petersilie dazugeben. Eine Pfanne mit Rapsöl auspinseln und die Würfel darin 2–3 Min. leicht anbraten. Mit dem Tomatendip servieren.

Variante Die gebratenen Polentawürfel schmecken auch abgekühlt sehr gut.

Nährwerte pro Stück
30 kcal • 1,5 g E • 2 g F • 2 g KH • 0,4 g Ba • 0,33 BE • Lipaseeinheiten: 4000

Schön für Gäste
Reiskonfekt mit Joghurtdip

Für 4 Portionen • braucht etwas mehr Zeit
🕐 30 Min. + 20 Min. Garzeit

150 g Basmatireis • 350 ml Wasser • ½ TL Salz • Muskat • 100 g Möhren • ¼ Bund Petersilie • 6 Chinakohlblätter • 150 g gekochter Schinken • 200 g Naturjoghurt (1,5 % Fett) • Zitronensaft • Kräutersalz (Seite 97) • Zahnstocher

● Möhren schälen und grob reiben. Salzwasser zum Kochen bringen. Reis und Möhrenstreifen dazugeben und bei schwacher Temperatur 20 Min. quellen lassen. Petersilie waschen und fein hacken. Den Strunk der Chinakohlblätter entfernen und die Blätter kurz in kochendes Wasser legen, dann gleich wieder herausnehmen und mit kaltem Wasser abspülen.

● Den Reis mit gehackter Petersilie und Muskat würzen. Die Reismasse in eine quadratische ausgefettete Form hineindrücken und auskühlen lassen. Danach stürzen und 5 × 5 Würfel daraus schneiden.

● Die Reiswürfel mit Chinakohl- und Schinkenstreifen umwickeln und diese mit Zahnstochern befestigen. Aus Joghurt, Kräutersalz und etwas Zitronensaft einen Dip rühren und zum Reiskonfekt reichen.

Nährwerte pro Portion
220 kcal • 13 g E • 3,5 g F • 33 g KH • 2 g Ba • 2,5 BE • Lipaseeinheiten: 7000

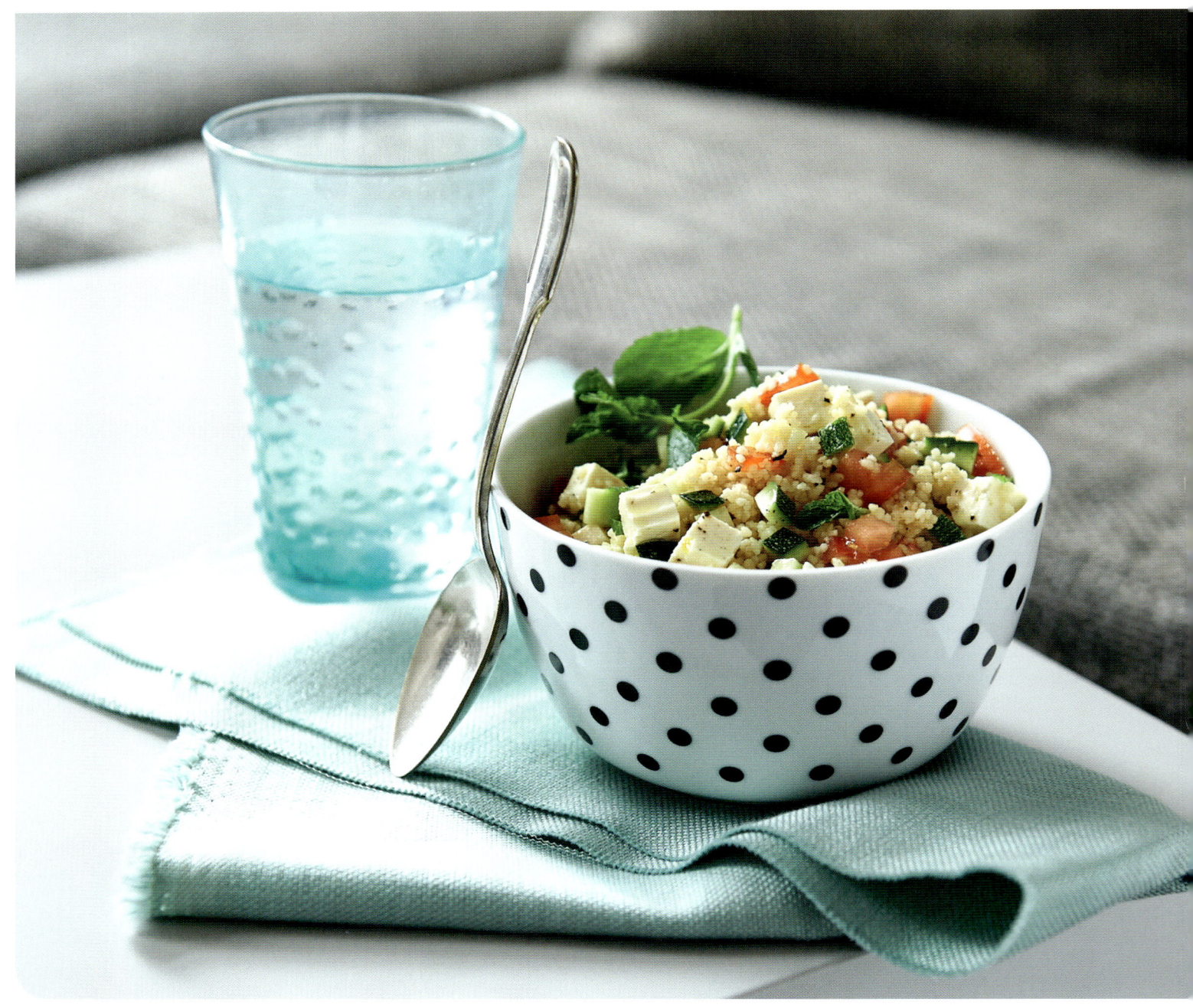

Mit Kerbel
Kartoffel-Spargel-Salat

Für 2 Portionen • gelingt leicht
🕐 45 Min. + 30 Min. Ziehzeit

450 g vorwiegend fest kochende Kartoffeln (geschält 400 g) • ½ TL Kümmel • 250 g grüner Spargel • 2–3 EL gehackter frischer Kerbel (ersatzweise Petersilie) • 2 EL heller Balsamicoessig • 1 TL milder Senf • 1 EL Rapsöl • Salz • etwas weißer Pfeffer • 2 Salatblätter • 1 Tomate

● Die Kartoffeln waschen und in Salzwasser mit dem Kümmel gar kochen. Abschütten, etwas ausdampfen lassen, pellen und in Scheiben schneiden.

● Den Spargel waschen, die Enden knapp abschneiden und das untere Drittel schälen. Spargelstangen schräg in etwa 1 cm dicke Scheiben schneiden. In wenig Salzwasser bissfest garen, abgießen, dabei den Sud auffangen und auskühlen lassen.

● Aus etwa 125 ml des Suds, Essig, Salz, Senf, eventuell Pfeffer und Öl ein Dressing rühren und abschmecken. Die Kartoffeln mit dem Spargel, dem Kerbel und dem Dressing vorsichtig mischen und etwa 30 Min. durchziehen lassen.

● Salat durchmischen und abschmecken. Auf Kopfsalatblättern portionsweise anrichten, nach Belieben mit Kerbelsträußchen und Tomatenachteln garnieren.

Nährwerte pro Portion
225 kcal • 6,5 g E • 6 g F • 34 g KH • 4,2 g Ba • 3 BE • Lipaseeinheiten: 12 000

◀ Couscoussalat

Nordafrikanischer Salat
Couscoussalat

Für 2 Portionen • gelingt leicht
🕐 40 Min. + 20 Min. Garzeit

100 g Couscous • 150 ml Gemüsebrühe (Seite 96) • 50 g Mais (Konserve) • 1 Tomate (ca. 100 g) • 1 Zucchini (ca. 150 g) • 1 EL Olivenöl • 60 g Feta (45 % Fett i.Tr.) • 1 TL Zitronensaft • 1 TL Weißweinessig • Salz • etwas Pfeffer • etwas Kreuzkümmel (Cumin), gemahlen • 1 EL Pfefferminze oder glatte Petersilie, grob zerpflückt

● Die Gemüsebrühe erhitzen, Couscous einrühren, auf der ausgeschalteten Herdplatte zugedeckt etwa 20 Min. ziehen lassen. Den Mais abtropfen lassen, die Tomate waschen, achteln und dann in Würfel schneiden. Die Zucchini waschen und klein würfeln. Den Feta trocken tupfen und würfeln.

● Aus den restlichen Zutaten, außer der Minze, ein Dressing rühren. Alle Zutaten gut vermischen und zugedeckt mindestens 30 Min. durchziehen lassen. Nochmals abschmecken und mit der Pfefferminze bestreuen.

Variante Couscous schmeckt auch warm sehr gut, dann aber besser den Essig weglassen. Besonders schön sieht es aus, wenn die Kerne aus den Tomaten entfernt werden. Dann nehmen Sie etwas mehr Tomaten. Die Kerne können gut für eine Tomatensauce verwendet werden.

Tipp Da Mais nur in kleinen Mengen geeignet ist und die Konserven meist mehr Inhalt haben, als Sie benötigen, können Sie den Rest gut einfrieren.

Nährwerte pro Portion
360 kcal • 13 g E • 14 g F • 45 g KH • 6 g Ba • 3 BE • Lipaseeinheiten: 28 000

Feine Winterversion

Rote Bete mit Mozzarella

Für 2 Portionen • geht schnell
⏱ 5–10 Min.

150 g gegarte Rote Bete (vakuumverpackt) • 125 g Mozzarella light • 1 EL Olivenöl oder 2 EL selbst gemachtes Basilikumpesto (Seite 96) • 1–2 EL milder Balsamicoessig • Salz • frische Basilikumblätter

● Die Rote Bete bei Bedarf noch etwas nachschälen und in dünne Scheiben schneiden. Den Mozzarella abtropfen lassen und ebenfalls in dünne Scheiben schneiden.

● Mozzarella und Rote Bete abwechselnd fächerartig und rund auf einem Teller anrichten. Mit Öl bzw. Pesto und Essig beträufeln, etwas salzen und nach Belieben mit frischen Basilikumblättchen bestreuen.

Das passt dazu Ciabattabrot

Tipp Basilikum ist ein typisches Sommergewächs und welkt im Winter sehr schnell.

Nährwerte pro Portion (ohne Pesto)
135 kcal • 8,6 g E • 8 g F • 7 g KH • 1,5 g Ba • 0,5 BE • Lipaseeinheiten: 16 000

Ersatz für Essiggurken

Eingelegtes Gemüse

Für 3 Gläser à 500 ml (12 Monate haltbar) • preisgünstig
⏱ 20 Min. + 30 Min. Ziehzeit

1 kg Zucchini • 500 g Möhren • 3 EL Salz • 120 g Zucker • 1 TL Currypulver • ½ TL Muskat • 1 EL Senfkörner • 5 Lorbeerblätter • 5 Pfefferkörner • 200 ml Apfelessig • ¾ l Wasser • 3 Schraubverschlussgläser

● Zucchini und Möhren putzen, waschen und längs in Achtel schneiden. Auf die Länge der Schraubverschlussgläser kürzen. Alles in eine Schüssel geben, Salz untermischen und 30 Min. ziehen lassen. Die restlichen Zutaten in einen Topf geben und einmal aufkochen lassen. Möhren dazugeben und 4 Min. leicht kochen lassen. Dann die Zucchini zugeben und 5 Min. leicht köcheln.

● Das Gemüse sofort in vorbereitete Schraubverschlussgläser einfüllen. Das Gemüse sollte mit Flüssigkeit bedeckt sein. Gut verschließen und zum Auskühlen auf den Kopf stellen.

Nährwerte pro Portion (150 g)
75 kcal • 2,1 g E • 0 g F • 15 g KH • 2,2 g Ba • 1 BE • Lipaseeinheiten: 0

Ein leckerer Snack

Fitburger

Für 2 Portionen • geht schnell
⏱ 5 Min.

2 Haferflockenbrötchen (Seite 118) • 2 Kopfsalatblätter • 2 Scheiben Putenbrustaufschnitt • 2 Scheiben Gouda (45 % Fett i. Tr.) • 1 Tomate (ca. 100 g) • 50 g Senfgurke • etwas milder Senf oder Ketchup

● Die Brötchen halbieren, 2 Hälften mit Salatblättern belegen, darauf die Putenbrust und den Käse legen. Die Tomate waschen, den Stielansatz entfernen und in dünne Scheiben schneiden. Die Senfgurke ebenfalls in Scheiben schneiden.

● Beides auf dem Käse fächerartig verteilen. Die unbelegten Brötchenhälften mit Senf oder Ketchup bestreichen und die Brötchen zuklappen.

Nährwerte pro Portion mit Haferflockenbrötchen
300 kcal • 17,5 g E • 9 g F • 36 g KH • 4,3 g Ba • 3 BE

Nährwerte pro Portion (nur Belag)
110 kcal • 9,7 g E • 7 g F • 2 g KH • 1,8 g Ba • 0 BE • Lipaseeinheiten: 14 000

❥ Rote Bete mit Mozzarella

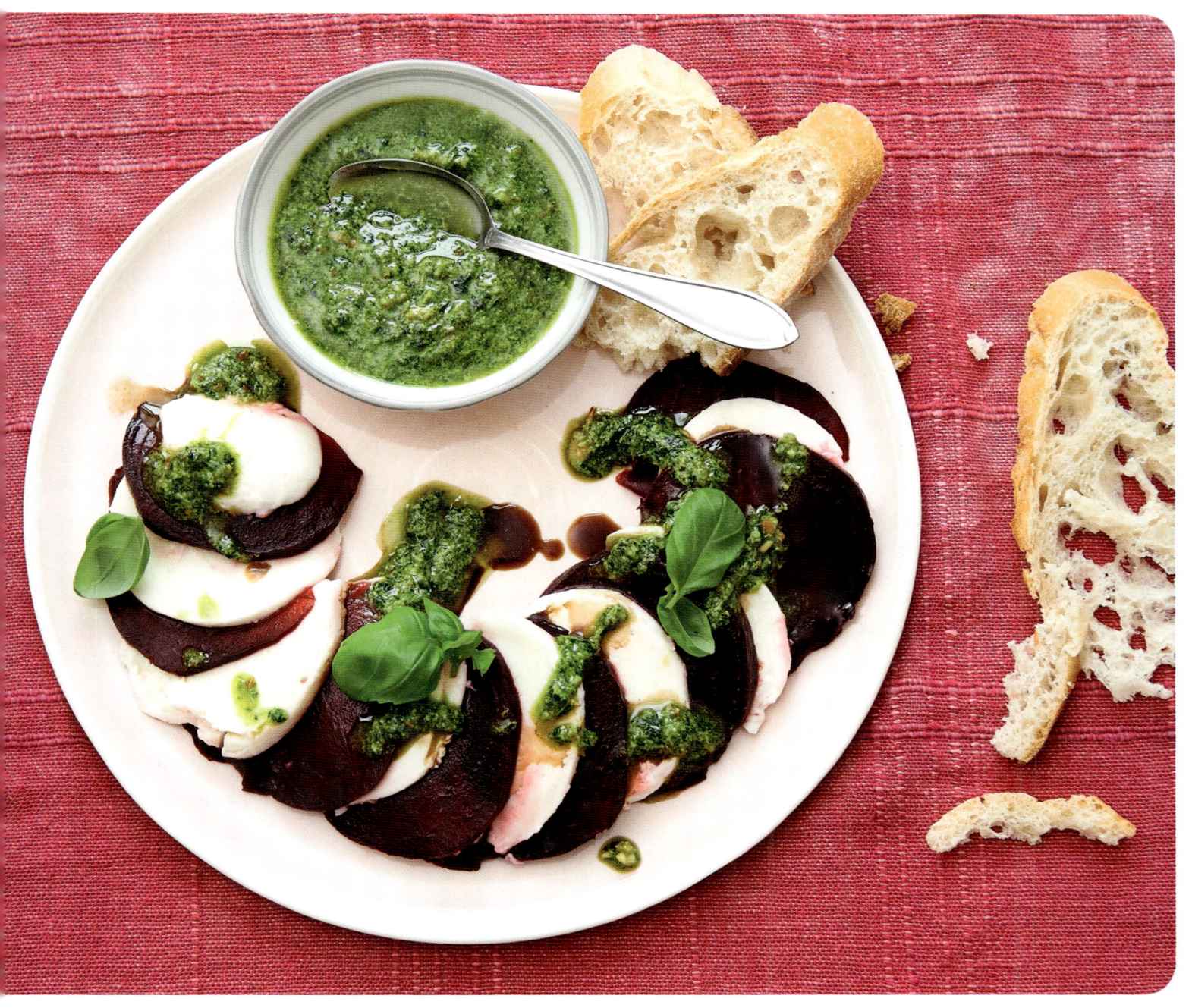

So schmeckt der Frühling

Radieschen-Kresse-Quark

Für 2 Portionen • geht schnell
⊘ 5 Min.

50 g Radieschen • 1–2 EL frische Kresse • 125 g Quark (20 % Fett) • Salz • etwas Bockshornklee • etwas Pfeffer

● Die Radieschen putzen und waschen, in kleine Würfel schneiden. Die Kresse waschen und trocken schütteln. Den Quark glatt rühren, Radieschen und Kresse zugeben und mit den Gewürzen abschmecken.

Nährwerte pro Portion
75 kcal • 8,2 g E • 3 g F • 2 g KH • 0,5 g Ba • 0 BE • Lipaseeinheiten: 6000

Brotaufstrich oder Dip

Tomaten-Basilikum-Quark

Für 2 Portionen • gelingt leicht
⊘ 10 Min.

1 große Tomate • etwas frisches Basilikum • 125 g Quark (20 % Fett) • Salz • etwas Paprikapulver, edelsüß

● Die Tomate waschen, den Stielansatz entfernen, vierteln und die Kerne entfernen (diese können für eine Sauce weiterverwendet werden). Die Tomatenviertel in kleine Würfel schneiden. Basilikumblätter waschen und fein schneiden.

● Den Quark glatt rühren, Tomatenwürfel und Basilikum zugeben und danach mit Salz und Paprikapulver abschmecken.

Nährwerte pro Portion
75 kcal • 8,3 g E • 4 g F • 3 g KH • 0,6 g Ba • 0 BE • Lipaseeinheiten: 8000

Für die Brotzeit

Camembert-Möhren-Aufstrich

Für 6 Portionen • geht schnell
⊘ 15 Min.

125 g Camembert (45 % Fett i. Tr.) • 2 TL Margarine (10 g) • 50 g Möhren • 1 TL frischer Kerbel • Petersilie oder Liebstöckel (gehackt) • Salz

● Camembert in kleine Würfel schneiden und zusammen mit der Margarine in einer Schüssel mit einer Gabel gut zerdrücken. Die Möhre schälen, waschen und fein reiben. Zu dem Camembert geben und alles mit der Gabel gründlich zu einer einheitlichen Masse verarbeiten.

● Gehackte Kräuter (auch tiefgekühlte Kräuter sind geeignet) und nach Geschmack etwas Salz zugeben. Den Aufstrich im Kühlschrank etwas durchziehen lassen.

Das passt dazu Der Aufstrich schmeckt sehr gut zu Baguette.

Tipp Camembert und Margarine sollten Zimmertemperatur haben.

Nährwerte pro Portion
75 kcal • 4,5 g E • 6 g F • 0,5 g KH • 0,2 g Ba • 0 BE • Lipaseeinheiten: 12 000

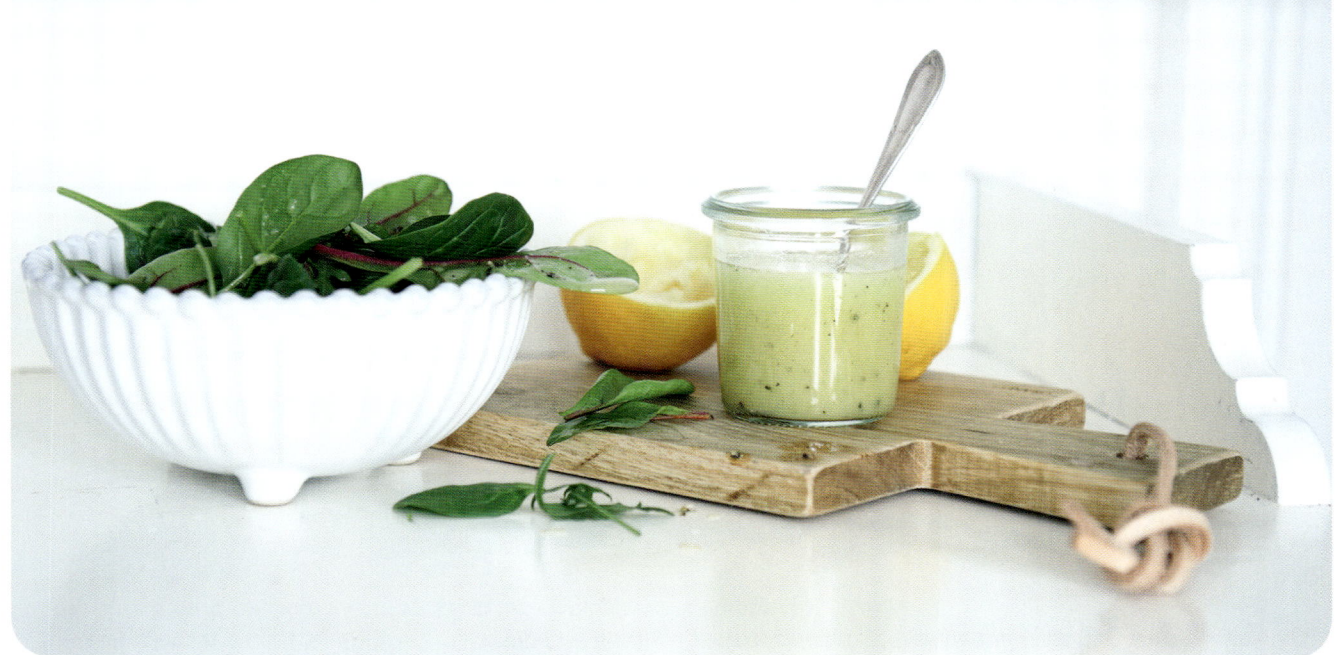

⬆ Salat mit Zitronen-Vinaigrette

Prima zu allen Blattsalaten

Zitronen-Vinaigrette

Für 8 Portionen • geht schnell
⏱ 5 Min.

Saft von 1 Zitrone • 3 EL Rapsöl • ½ TL milder Senf •
3 EL abgekochtes Wasser (abgekühlt) • 1 TL Salz

● Die Zitrone auspressen, Öl, Senf, Wasser und Salz dazugeben und mit einem Schneebesen cremig schlagen.

Variante Variationen sind möglich mit gehackter Petersilie, fein geschnittenem Dill oder hautfreien Tomatenwürfeln. Geben Sie diese aber erst kurz vor dem Servieren
dazu.

Tipp Diese Salatsauce können Sie problemlos 5 Tage im
Kühlschrank aufbewahren.

Nährwerte pro Portion (1 EL)
35 kcal • 0,1 g E • 4 g F • 0 g KH • 0 g Ba • 0 BE • Lipaseeinheiten: 8000

Gut für Tomatensalat

Balsamico-Dressing

Für 8 Portionen • geht schnell
⏱ 5 Min.

1 TL Tomatenmark • 3 EL abgekochtes Wasser (abgekühlt) •
1 TL Salz • 1 TL Puderzucker • 3 EL Balsamico (mild) • 3 EL
Olivenöl • evtl. frisches Basilikum

● Tomatenmark mit dem Wasser verrühren. Die restlichen
Zutaten dazugeben und mit dem Schneebesen kräftig rühren. Bevor der Salat angemacht wird, kann man noch frisch
geschnittenes Basilikum dazugeben.

Tipp Die Sauce hält sich ohne Kräuter 5 Tage im Kühlschrank.

Nährwerte pro Portion
40 kcal • 0 g E • 4 g F • 1 g KH • 0 g Ba • 0 BE • Lipaseeinheiten: 8000

Gut verträglicher Wintersalat
Möhren-Sellerie-Salat

Für 4 Portionen • gut vorzubereiten
⏲ 35 Min. + 1–2 Std. Kühlzeit

350 g Möhren, möglichst gleich groß • 1 Sellerieknolle, mittelgroß • 2 EL heller Balsamicoessig • 2 EL Rapsöl • Salz • etwas weißer Pfeffer • etwas flüssiger Süßstoff • 2 EL gehackte Petersilie

● Die Möhren und die Sellerieknolle schälen und waschen. Die Sellerieknolle in ca. 2 cm dicke Scheiben schneiden, ca. 250 g gleichmäßige Scheiben abwiegen.

● In einem breiten Topf ca. 3 cm hoch Salzwasser zum Kochen bringen. Die ganzen Möhren und die Selleriescheiben darin bissfest garen. Die Garzeit von Möhren und Sellerie kann unterschiedlich sein. Deshalb zwischendurch mit einem Messer durch Einstechen in das Gemüse testen.

● Möhren und Sellerie etwas abkühlen lassen, etwas von dem Gemüsesud aufheben. Möhren in ½ cm breite Scheiben schneiden, die Selleriescheiben zuerst in ca. 2 cm breite Streifen schneiden, dann in ca. ½ cm dicke Scheiben. (Sehr schön sieht es aus, wenn zum Schneiden ein sogenanntes »Buntmesser« verwendet wird. Dies ist ein Messer mit gezackter Klinge, wodurch beim Schneiden ein schönes Muster beim Schnittgut entsteht.)

● Aus Essig, Öl, Salz, Pfeffer, etwas Süßstoff und etwas vom Gemüsesud eine Salatsauce rühren. Das Gemüse mit der Sauce mischen und gut durchziehen lassen. Abschmecken, mit Petersilie bestreut servieren.

Nährwerte pro Portion
72 kcal • 1,6 g E • 5 g F • 5 g KH • 4,9 g Ba • 0 BE • Lipaseeinheiten: 10 000

Gut verträglich
Blumenkohlsalat

Für 2 Portionen • gut vorzubereiten
⏲ 25 Min. + 2 Std. Kühlzeit

1 kleiner Blumenkohl • Salz • 1 TL weißer Balsamico • Salz • Muskat • ½ Becher Joghurt (1,5 % Fett) • 1 TL Sesamöl • Salz • ½ TL Zitronensaft • ¼ Bund Petersilie

● Vom Blumenkohl die grünen Blätter entfernen. Vom Strunk die Röschen abtrennen. Diese waschen und in wenig kochendem Salzwasser bissfest kochen. 2 Portionen abnehmen (300 g), den Rest abkühlen lassen und in Gefrierdosen/Beutel einfrieren.

● In den restliche Blumenkohlsud Essig, Salz und Muskat geben und den Blumenkohl dazugeben. Die Röschen sollten bedeckt sein. Mindestens 2 Std. in den Kühlschrank stellen.

● Vor dem Servieren Joghurt mit Salz, Zitronensaft und Sesamöl verrühren. Petersilie waschen, zupfen und fein hacken. Die Blumenkohlröschen ohne Flüssigkeit auf 2 Teller setzen und diese mit dem Dressing überziehen. Die Petersilie darüberstreuen.

Nährwerte pro Portion
77 kcal • 4,9 g E • 4 g F • 5 g KH • 4,4 g Ba • 0 BE • Lipaseeinheiten: 8000

❯ Blumenkohlsalat

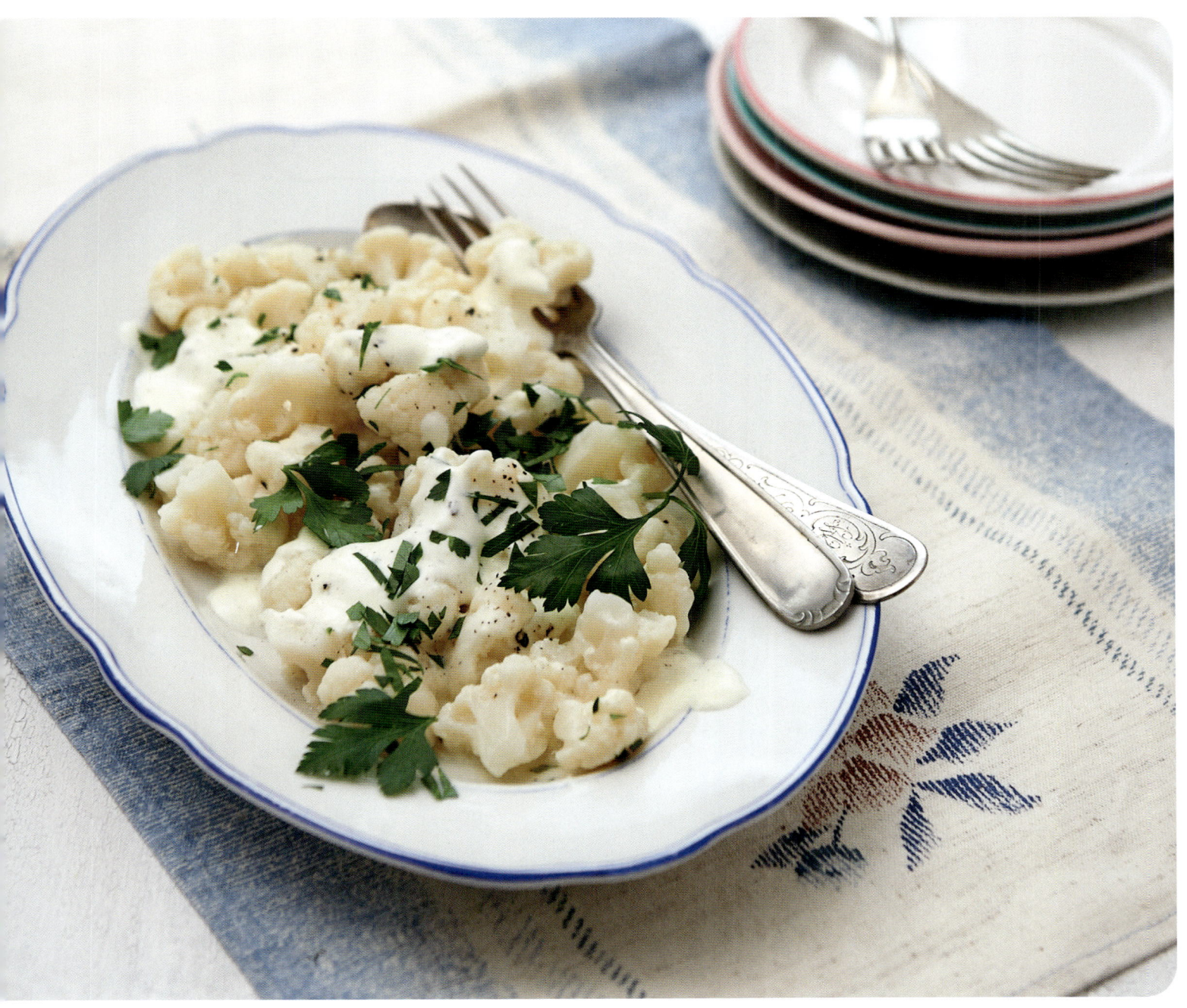

Hauptgerichte

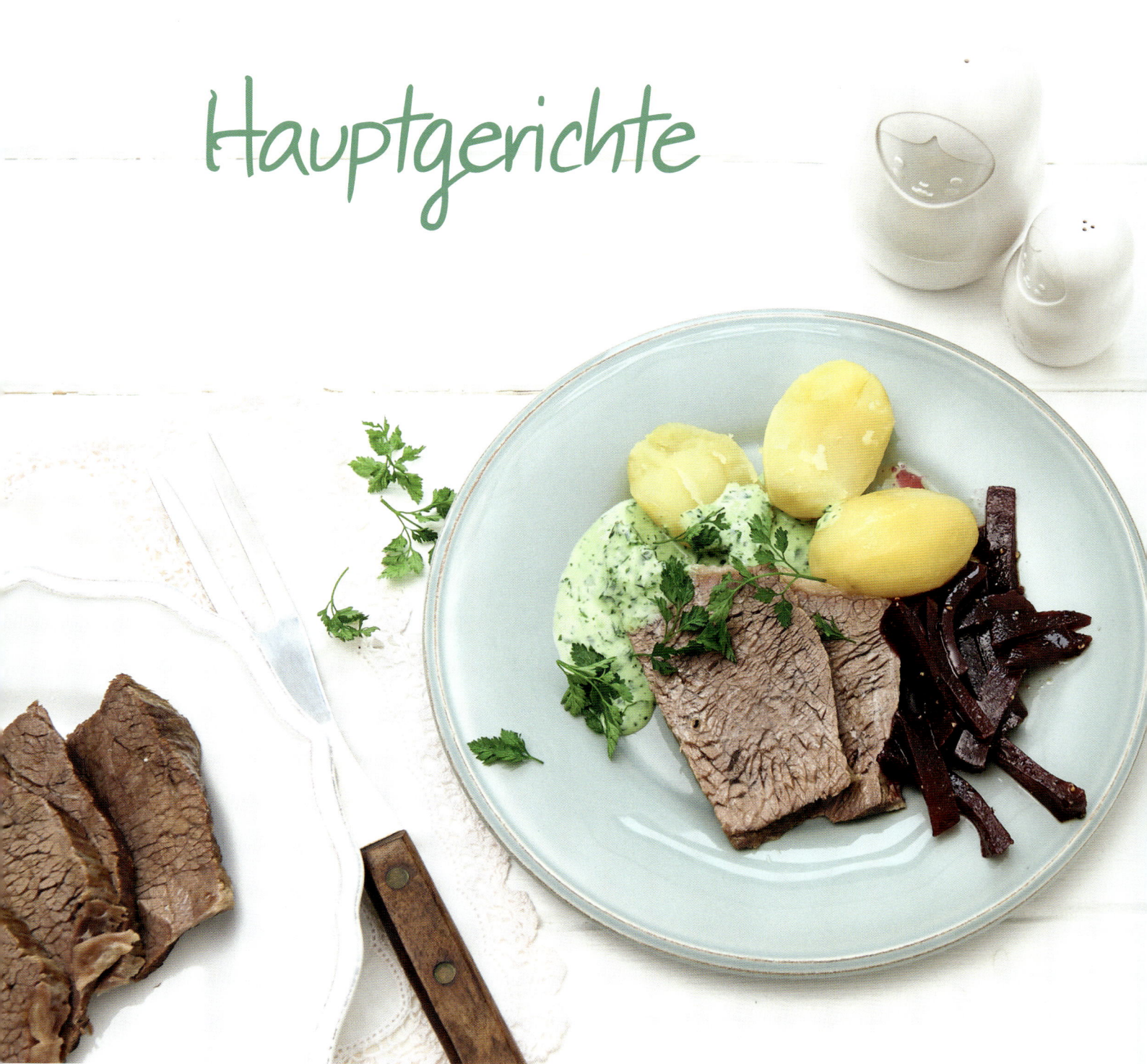

Ein leckeres Sonntagsessen
Tafelspitz mit Kräutersauce

Für 2 Portionen • gelingt leicht
⏱ 20 Min. + 2 Std. Garzeit

Für den Tafelspitz: 1 kg Tafelspitz • 1 Lorbeerblatt •
1 Nelke • 3 Wacholderbeeren • Salz • 1 Msp. Piment •
1 Msp. Kümmel
Für die Sauce: Petersilienstängel • Petersilie • Kerbel •
Sauerampfer • Dill • Borretsch • Kresse • Estragon •
Liebstöckel • Zitronenmelisse • 1 TL Zitronensaft •
2 TL Öl • 200 g Naturjoghurt (1,5 % Fett) • 1 Prise Zucker •
Salz • etwas Pfeffer

● Das Fleisch abwaschen und in 2 l siedendem Salzwasser zusammen mit den Gewürzen 2 Std. zugedeckt
garen lassen. Für die Sauce alle Kräuter waschen,
Stängel entfernen und zupfen. Mit den restlichen Zutaten
mixen und abschmecken.

● Das Fleisch quer zur Faser in Scheiben schneiden,
weil es ansonsten zäh ist. Pro Portion rechnet man ca.
150 g Rohgewicht. Falls das Fleisch einen Fettrand hat,
kann man diesen gut nach dem Garen entfernen.

● Mit Salzkartoffeln oder Kartoffel-Sellerie-
Püree (Seite 92) und Rote-Bete-Salat servieren.

Tipp Selbst wenn Sie nur zu zweit sind, macht es
keinen Sinn, weniger als 1 kg zuzubereiten. Den Rest
können Sie problemlos einfrieren.

Nährwerte pro Portion
300 kcal • 36,1 g E • 14 g F • 7 g KH • 1,1 g Ba • 0,5 BE •
Lipaseeinheiten: 28 000

Gut verträglicher Klassiker
Fettreduzierte Frikadellen

Für 3 Stück • geht schnell
⏱ 10 Min. + 10 Min. Garzeit

½ altbackenes Brötchen • 250 g Rinderhackfleisch
(mager) • 60 g Magerquark • Salz • wenig Pfeffer • Muskat •
Majoran • 1 TL Öl

● Das halbe Brötchen in kaltem Wasser einweichen, bis es
ganz weich ist. Dann vorsichtig ausdrücken und in eine
Schüssel geben. Hackfleisch, Quark und Gewürze dazugeben und alles zu einem Teig vermengen.

● Aus der Masse 3 Frikadellen formen und diese in einer
beschichteten Pfanne in dem Öl bei mittlerer Hitze auf
jeder Seite 5 Min. braten.

Tipp Anstelle der vorgegebenen Gewürze passt auch
selbst gemischtes Kräutersalz (Seite 97). Und wenn Sie
anstelle von Brötchen trockenes Ciabattabrot verwenden,
werden die Frikadellen lockerer.

Nährwerte pro Stück
154 kcal • 20,7 g E • 5 g F • 5 g KH • 0,3 g Ba • 0,5 BE •
Lipaseeinheiten: 10 000

Mit Dillgurken
Fleischbällchen in Tomatensauce

Für 2 Portionen • preisgünstig
🕑 30 Min. + 20 Min. Garzeit

Für die Fleischklößchen: ½ trockenes Brötchen • 200 g Hackfleisch vom Metzger (fettreduziert) • ½ Ei • ½ TL Salz • 1 TL gemischte Kräuter, getrocknet (Oregano, Basilikum, Thymian, Rosmarin, Majoran, Salbei) • ¼ TL Paprikapulver • 1 TL Tomatenmark • ½ TL Mondamin
Für die Dillgurken: 1 Salatgurke • ½ TL Gemüsebrühe (gekörnt) • Kräutersalz (Seite 97) • ½ Bund frischer Dill

● Brötchen in kaltem Wasser einweichen. Gut ausdrücken und mit dem Hackfleisch, Ei, Salz, Kräutern und Paprikapulver verkneten. 4 Klopse formen und diese in ¼ l siedendem Salzwasser 10 Min. garen.

● Die Fleischbällchen herausnehmen und Tomatenmark in den Sud geben. Mit einem Pürierstab aufschlagen. Eventuell mit Salz nachwürzen. Mondamin mit etwas kaltem Wasser anrühren und in die kochende Sauce rühren. Fleischbällchen wieder hineinlegen und auf kleiner Stufe warm halten.

● Gurke schälen, längs vierteln und die Kerne herausschneiden. In Würfel schneiden und in wenig Gemüsebrühe 5 Min. andünsten. Flüssigkeit abschütten und mit Kräutersalz und fein geschnittenem Dill abschmecken.

Tipp Doppelt so viel zubereiten, den Rest einfrieren und Sie haben als Variante mit Kartoffelpüree und Möhrengemüse schnell ein weiteres Gericht.

Nährwerte pro Portion
200 kcal • 24,8 g E • 6 g F • 10 g KH • 2 g Ba • 1 BE • Lipaseeinheiten: 12 000

Lecker und verträglich
Chinakohl-Röllchen

Für 3 Portionen • gelingt leicht
🕑 20 Min. + 35 Min. Garzeit

6 schöne große Chinakohlblätter (120 g) • 250 g gemischtes Hackfleisch (mager) • 1 altbackenes Brötchen • 1 Ei • Kräutersalz (Seite 97) • Kümmel • Muskatnuss • 5 g Öl • 1 Möhre • 100 g Sellerie • ¼ l Fleischbrühe (Seite 97) • 1 TL Tomatenmark • 1 EL Petersilie, gehackt

● Chinakohlblätter waschen und den festen Strunk keilförmig herausschneiden. Brötchen in kaltem Wasser einweichen, ausdrücken und zum Hackfleisch geben. Ei und Gewürze dazugeben und kräftig durchkneten. Den Teig auf die 6 Chinakohlblätter verteilen und fest einwickeln.

● Möhre und Sellerie waschen, schälen und vierteln. Eine beschichtete Pfanne mit Öl auspinseln und die Krautwickel mit der Naht nach unten in die Pfanne setzen. Auf mittlerer Stufe kurz anbraten und mit der Fleischbrühe ablöschen. Das Gemüse obenauf geben und zugedeckt 30 Min. köcheln lassen.

● Das Gemüse wieder herausnehmen und mit Tomatenmark und etwas Wasser pürieren und wieder zurück in die Pfanne schütten. Sauce abschmecken. Mit Petersilie bestreuen und in der Pfanne servieren.

Das passt dazu Kartoffelpüree

Nährwerte pro Portion
215 kcal • 22,9 g E • 8 g F • 14 g KH • 3,8 g Ba • 1 BE • Lipaseeinheiten: 16 000

❯ Chinakohl-Röllchen

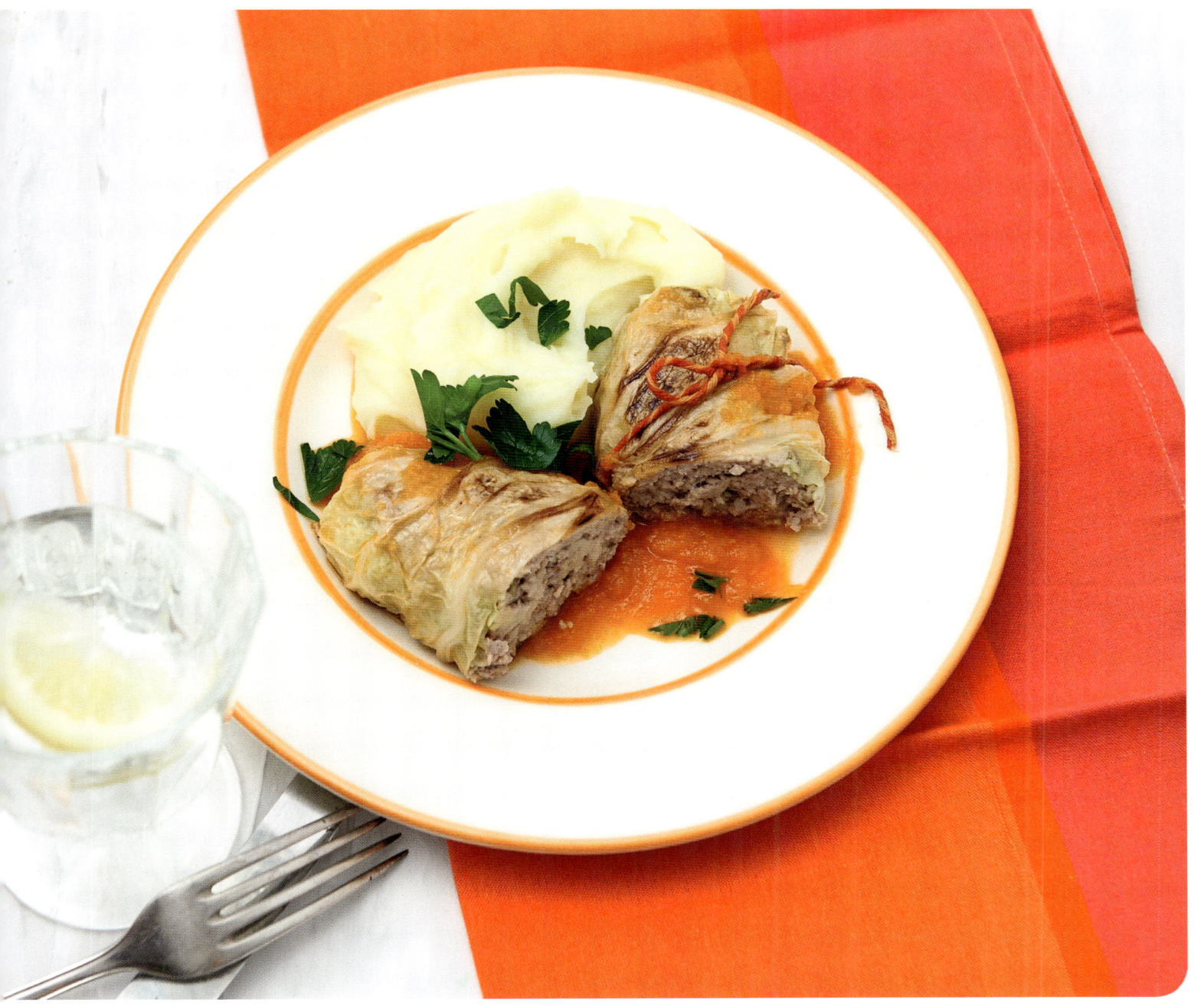

Fruchtig und saftig

Orangenhähnchen

Für 2 Portionen • braucht etwas mehr Zeit
⊘ 30 Min. + 30 Min. Garzeit

400 g Möhren • Salz • 3 unbehandelte Orangen • 2 Rosmarinzweige • 2 Hähnchenbrustfilets (300 g) • 1 EL Olivenöl • etwas Pfeffer

● Zwei Pergamentbögen zu Schiffchen formen und auf ein Backblech setzen. Möhren waschen, schälen, 5 Min. in wenig Salzwasser kochen und dann in dünne Scheiben schneiden.

● Von 1 Orange die Schale abreiben. Die Orangen mit einem scharfen Messer schälen und die Orangenfilets herausschneiden. Den Orangensaft auffangen. Orangenfilets und Orangensaft zu den Möhrenscheiben geben.

● Den Rosmarin zupfen und ½ TL Orangenabrieb dazugeben. Diese Mischung in den Pergamentschiffchen verteilen. Hähnchenbrustfilets von Haut und Sehnen befreien, abspülen und mit Küchenkrepp trocknen. Filets auf beiden Seiten sparsam mit Salz und Pfeffer einreiben und mit dem Olivenöl beträufeln.

● Das Fleisch auf das Orangen-Möhren-Bett setzen. Über die beiden Pakete Alufolie spannen und im vorgeheizten Backofen 180 Grad Umluft 30 Min. garen. 10 Min. vor Ende der Garzeit die Alufolie entfernen.

Das passt dazu Kartoffelpüree oder bei Zeitmangel einfach nur ein Brötchen

Nährwerte pro Portion
345 kcal • 37,4 g E • 7 g F • 28 g KH • 9,2 g Ba • 2 BE • Lipaseeinheiten: 14 000

Ideal für Gäste

Mediterraner Puten-Hackbraten

Für 5 Portionen • gut vorzubereiten
⊘ 15 Min. + 1 Std. Garzeit

1 Möhre (100 g) • ½ kg Putenhackfleisch • 1 Ei • 30 g Semmelbrösel • Salz • Pfeffer • Paprika edelsüß • Estragon • Basilikum • Majoran • Thymian • 6 EL Tomatenpüree (Tetrapack) • 1 Bratschlauch

● Die Möhre waschen, schälen und fein raspeln. Den Backofen auf 175 Grad Umluft (190 Grad Ober-/Unterhitze) vorheizen. Aus allen Zutaten (bis auf das Tomatenpüree) einen Fleischteig kneten. Diesen zu einem ovalen Laib formen.

● Den Bratschlauch so zuschneiden, dass man die Enden noch gut zusammenbinden kann und der Braten darin gut Platz hat. Den Hackfleischlaib in den Schlauch legen und ½ Tasse Wasser dazugeben. Schlauch zubinden und auf ein kaltes Backblech legen. Oben einen kleinen Einschnitt in den Schlauch machen.

● Im Backofen bei 170 Grad Umluft (190 Grad Ober-/Unterhitze) 50–60 Min. backen. Den Braten vorsichtig aus dem Schlauch holen und 5 Min. ruhen lassen. Die angefallene Flüssigkeit und das Tomatenpüree in einen Topf geben, aufkochen und abschmecken.

Tipp Putenhackfleisch bekommen Sie z. B. direkt vom örtlichen Putenhof oder im Supermarkt.

Nährwerte pro Portion
85 kcal • 7,4 g E • 3 g F • 6 g KH • 1 g Ba • 0,5 BE • Lipaseeinheiten: 6000

❯ Orangenhähnchen

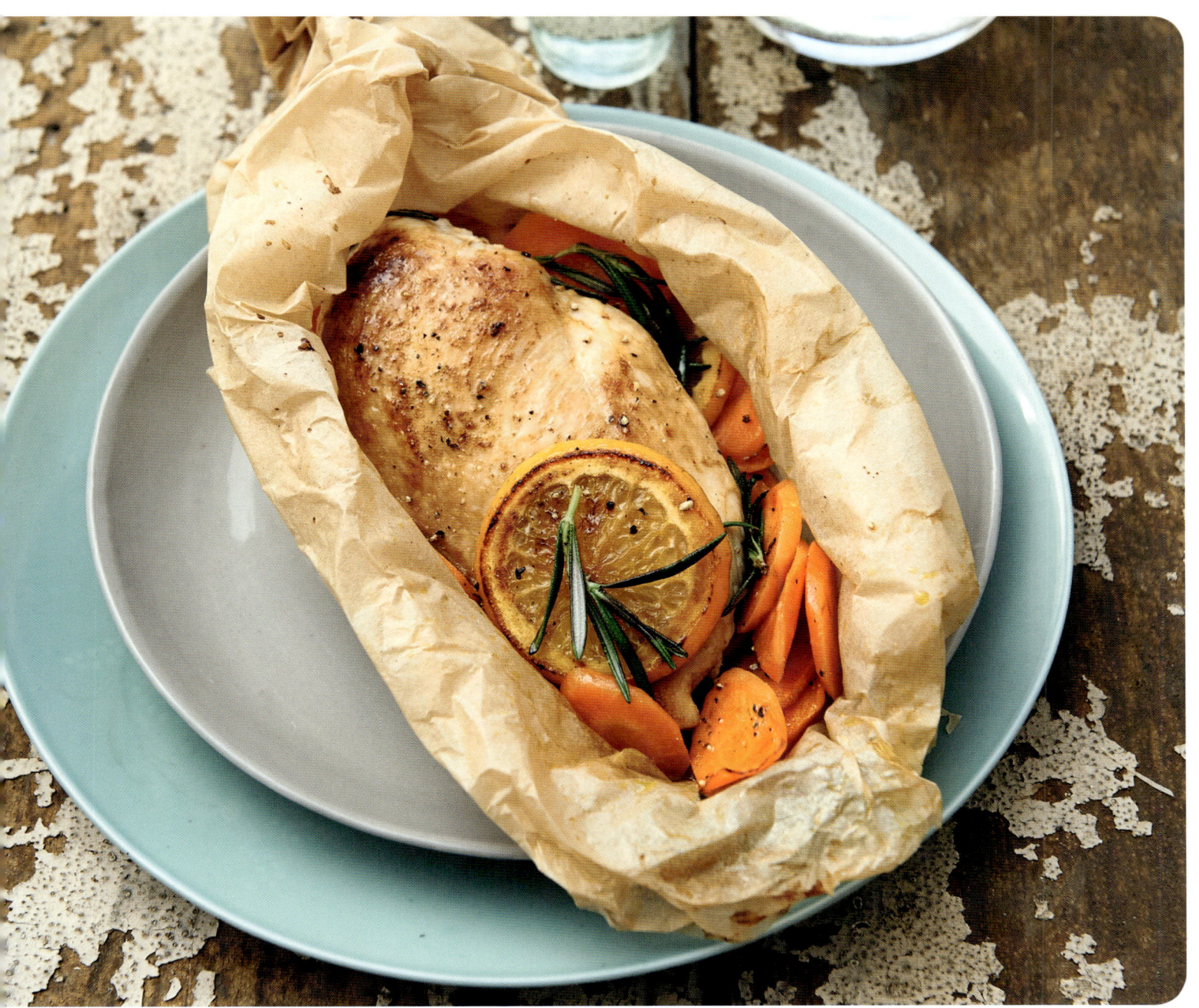

Mit leckerer Zitronensauce

Lachsfilet mit Spargel und Möhren

Für 2 Portionen • gelingt leicht
⊘ 20 Min. + 25 Min. Garzeit

1 unbehandelte Zitrone • ¼ Bund Petersilie • ¼ Bund Dill •
300 g Lachsfilet • Salz • 100 g grüner Spargel • 100 g weißer
Bruch-Spargel • 100 g junge Möhren • 1 EL Stärkemehl •
2 EL Crème légère (20 % Fett)

● Die Zitrone waschen und mit einer feinen Reibe 1 Msp.
Schale abreiben. Die Zitrone halbieren, 2 Scheiben für die
Garnitur abschneiden und den Rest der Zitrone auspressen. Petersilie und Dill waschen und hacken.

● Lachs kalt abspülen, trocken tupfen und mit dem
Zitronensaft beträufeln. Den Spargel putzen und schälen
(den grünen nur im unteren Drittel), die Möhren putzen,
ggf. schälen. Das Gemüse in 5 cm lange Stücke schneiden,
dickere Möhren zuvor längs vierteln. In wenig Salzwasser
in einem breiten Topf das Gemüse bissfest kochen.

● Fischfilet salzen und auf das Gemüse legen. Deckel
schließen und Fisch bei niedriger Temperatur 5 Min. gar
ziehen lassen, dann auf vorgewärmte Teller setzen. Das
Gemüse mit einer Schaumkelle herausnehmen und neben
den Fisch setzen.

● Das Stärkemehl mit kaltem Wasser anrühren und in
den Fond geben, die Sauce kurz aufkochen lassen und mit
Zitronenschale, Kräutern und Crème légère abschmecken.
Evtl. mit etwas Pfeffer und Salz würzen. Sauce über den
Fisch verteilen und mit einer Zitronenscheibe garnieren.

Nährwerte pro Portion
345 kcal • 32,7 g E • 19 g F • 11 g KH • 3,2 g Ba • 0,5 BE •
Lipaseeinheiten: 38 000

Schönes Sommeressen

Pangasiusfilet mit Tomatengemüse

Für 2 Portionen • gelingt leicht
⊘ 20 Min. + 10 Min. Garzeit

700 g Tomaten • 1 TL Öl • 15 g Mondamin • Salz • etwas
Pfeffer • Oregano • Basilikum • etwas Zucker • 400 g Pangasiusfilet (Bio, tiefgekühlt) • Salz • 1 Zitrone

● Den Stielansatz der Tomaten herausschneiden, die Haut
kreuzweise einritzen, kurz in kochendes Wasser legen,
wieder herausnehmen und kalt abschrecken. Die Tomaten
häuten, halbieren, die Kerne entfernen und das Fruchtfleisch in Streifen schneiden.

● Öl in einen Topf geben und erhitzen, darin die Tomaten
andünsten und würzen. Mondamin mit etwas kaltem
Wasser anrühren und in das kochende Gemüse einrühren.

● Das Fischfilet auftauen lassen und mit kaltem Wasser
abwaschen. Mit Salz und Zitronensaft würzen. Das Fischfilet in einer beschichteten Pfanne leicht anbraten und mit
¼ Tasse Wasser ablöschen. Den Deckel schließen und bei
schwacher Hitze 5 Min. dämpfen. Zusammen mit dem
Tomatengemüse servieren.

Das passt dazu Salzkartoffeln

Nährwerte pro Portion
200 kcal • 24,3 g E • 6 g F • 12 g KH • 2,7 g Ba • 0,5 BE •
Lipaseeinheiten: 12 000

❯ Pangasiusfilet mit Tomatengemüse

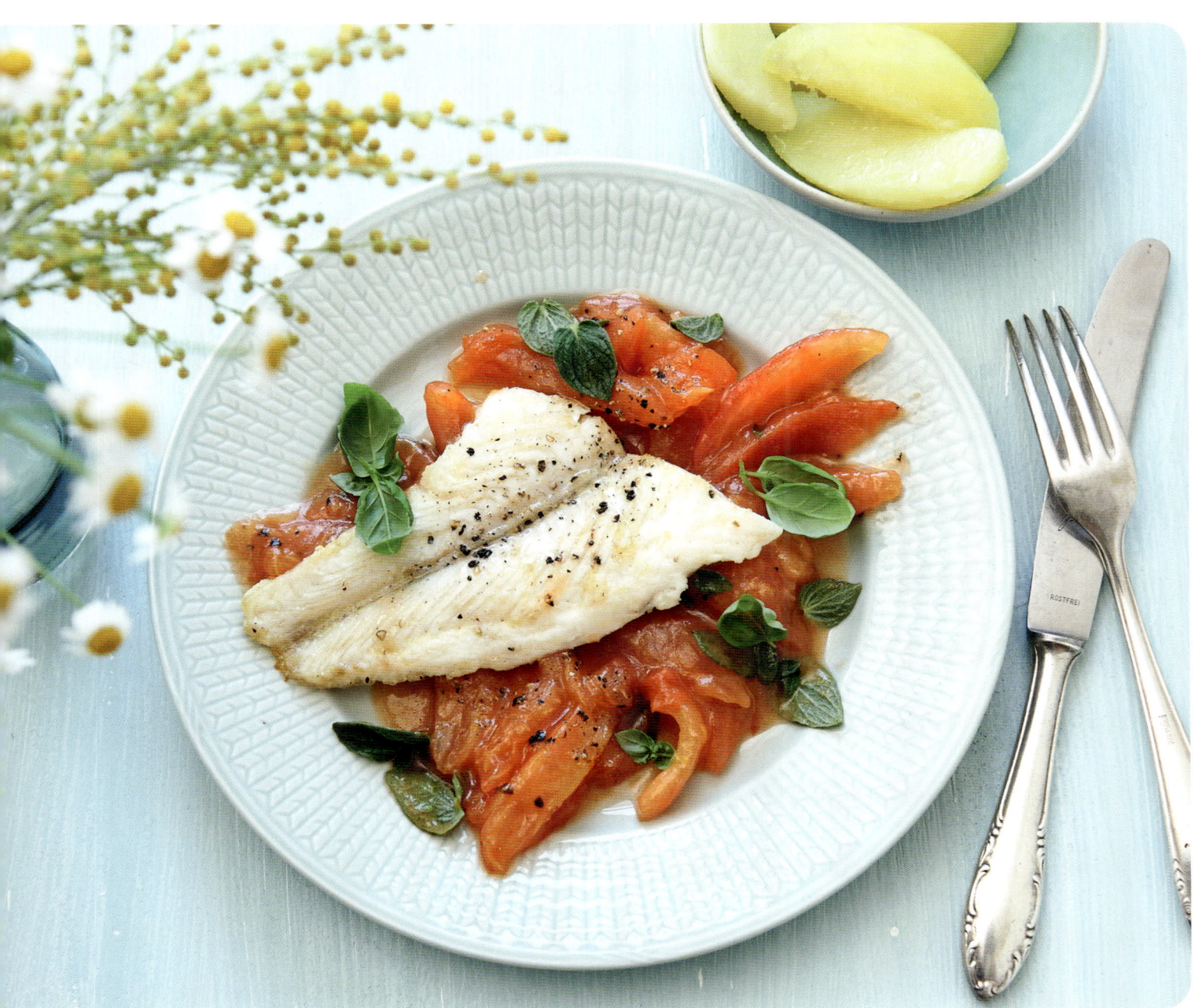

Nicht nur bei Erkältung gut
Hühnersuppe mit Nudeln

Für 2 Portionen als Hauptgericht • braucht etwas mehr Zeit
⊘ 20 Min. + 70 Min. Garzeit

1 kleines Hähnchen (ca. 700 g mit Knochen) • Salz •
1 Lorbeerblatt • 1 Nelke • 100 g Möhren • 100 g Sellerie •
90 g Nudeln • 1 EL frische Petersilie, gehackt

● Hähnchen abspülen und in einen Topf mit kaltem Wasser geben. Zum Kochen bringen. Den Schaum, der sich an
der Oberfläche bildet, mit einem Schaumlöffel entfernen.
Salz, Lorbeerblatt und Nelke dazugeben und 1 Std. köcheln
lassen. Das Fleisch muss sich leicht vom Knochen lösen.

● Möhren und Sellerie waschen und schälen. Das Gemüse
in kleine Würfel schneiden. Die Hühnerbrühe durch ein
Sieb gießen und das Gemüse in der Hühnerbrühe 5 Min.
kochen. Nudeln dazugeben und weitere 5 Min. kochen.
Suppe abschmecken und evtl. mit Salz nachwürzen.

● Hähnchenfleisch von Haut, Knorpel und Knochen
befreien, das Fleisch in Würfel schneiden und zur Suppe
geben. Mit Petersilie bestreuen.

Tipp Die Fettaugen, die sich an der Oberfläche der Brühe
bilden, können mit Küchenkrepp entfernt werden, indem
man das Papier kurz auf die Suppenoberfläche legt. Die
Fettaugen werden so ganz einfach aufgesaugt. Hühnerbrühe kann man in Eiswürfelbeutel füllen und so gut einfrieren. Auf diese Art und Weise hat man schnell Brühe zur
Hand, wenn für ein Rezept Fleischbrühe benötigt wird.

Nährwerte pro Portion
415 kcal • 42 g E • 11 g F • 35 g KH • 4,5 g Ba • 3 BE •
Lipaseeinheiten: 22 000

Mit Möhren und Brokkoli
Rindfleischsuppe mit Gemüse

Für 2 Portionen • braucht etwas mehr Zeit
⊘ 20 Min. + 80 Min. Garzeit

1 Beinscheibe vom Rind (ca. 500 g) • Salz • 1 Lorbeerblatt •
1 Nelke • 4 Wacholderbeeren • 1 Möhre (100 g) • ¼ Sellerieknolle • 500 g Brokkoli (geputzt ca. 200 g) • Pfeffer •
Muskat • ½ Bund Petersilie

● Beinscheibe abwaschen und in einen Topf mit kaltem
Wasser legen. Salz hinzufügen, zum Kochen bringen. Den
Schaum mit einer Schaumkelle abschöpfen. Lorbeerblatt,
Nelke und Wacholderbeeren dazugeben und zum Kochen
bringen.

● Möhren und Sellerie schälen und klein würfeln. Brokkoli
in kleine Röschen teilen. Petersilie waschen, zupfen und
klein schneiden. Die Petersilienstängel abschneiden, in die
Brühe geben und mitkochen. Sollten sich Fettaugen auf der
Suppe bilden, diese mit einem Löffel vorsichtig abnehmen.

● Nach 1 Std. Kochzeit das Gemüse dazugeben und weitere 20 Min. kochen. Das Fleisch aus der Suppe nehmen, vom
Fett befreien, würfeln, zurück in die Suppe geben und mit
Salz, Pfeffer und Muskat abschmecken. Die Suppe mit der
gehackten Petersilie bestreuen.

Nährwerte pro Portion
190 kcal • 27,2 g E • 5 g F • 8 g KH • 6 g Ba • 0 BE •
Lipaseeinheiten: 10 000

❱❱ Hühnersuppe mit Nudeln

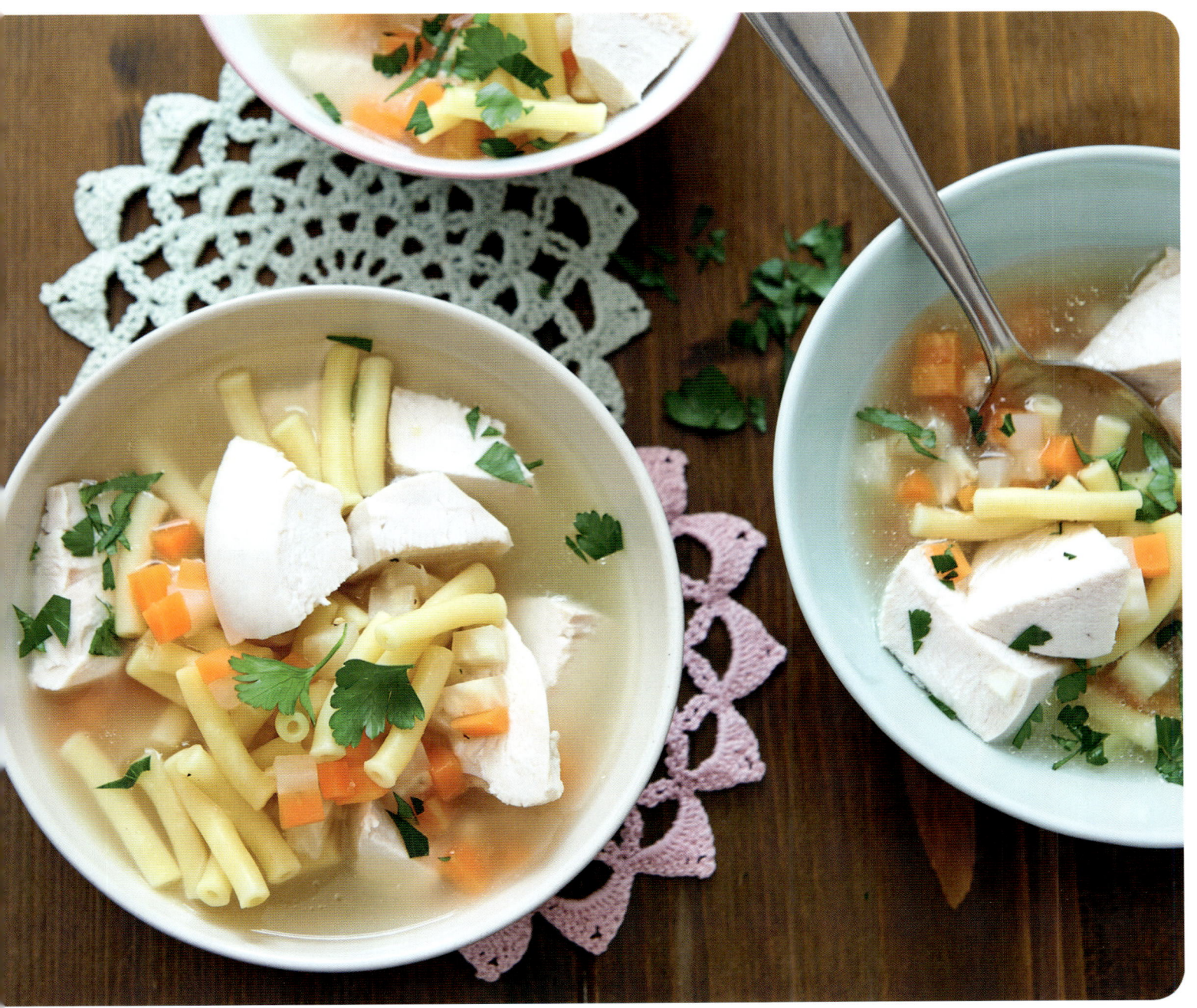

Schnell und gut
Brokkoli-Kürbis-Fusilli

Für 2 Portionen • geht schnell
🕐 5 Min. + 10 Min. Garzeit

350 g Muskatkürbis (geschält und geputzt 250 g) • 2 TL Margarine • 150 g kleine Brokkoliröschen • Salz • etwas mildes Currypulver • etwas gemahlener Koriander • 50 ml Wasser oder Gemüsebrühe • 100 ml Milch (1,5 % Fett) • 90 g Fusilli

● Den Kürbis waschen, schälen und die Kerne entfernen. Das Kürbisfleisch in ca. 1 cm große Würfel schneiden. Die Margarine in einem Topf erhitzen, Brokkoli und Kürbiswürfel andünsten, mit Salz, Curry und Koriander würzen, mit der Flüssigkeit auffüllen und zugedeckt ca. 10 Min. garen.

● Die Nudeln in reichlich Salzwasser garen, in einem Sieb abtropfen und im Topf zugedeckt warm halten. Kürbisragout nochmals abschmecken und mit den Nudeln servieren.

Das passt dazu Endiviensalat mit Joghurtdressing

Nährwerte pro Portion
325 kcal • 13,5 g E • 6 g F • 53 g KH • 8,1 g Ba • 4,5 BE • Lipaseeinheiten: 12 000

Schön mild und fruchtig
Lachs-Zucchini-Tagliatelle

Für 2 Portionen • gelingt leicht
🕐 10 Min. + 15 Min. Garzeit

120 g grüne Tagliatelle • Salz • 300 g gelbe Zucchini • 250 g Lachsfilet • 20 g Butter • wenig Pfeffer • 1 TL Mehl • Saft einer ½ Zitrone • 100 ml frisch gepresster Orangensaft • etwas Muskat • 150 ml Gemüsebrühe (Seite 96) • 50 ml Sojacreme • 1 Zweig frischer Dill

● Die Tagliatelle in kochendem Salzwasser bissfest kochen. Zucchini waschen und in Streifen schneiden. Das Lachsfilet würfeln, mit Salz und Pfeffer würzen und in der Butter auf beiden Seiten braten, herausnehmen und warm stellen.

● In derselben Pfanne die Zucchinistreifen andünsten und mit Salz und Pfeffer würzen. Mehl darüberstäuben, mit den Säften und der Gemüsebrühe (mit etwas Muskat) ablöschen. Sojacreme dazugeben, Nudeln und Lachs dazugeben und vermengen. Mit gehacktem Dill bestreuen und in der Pfanne servieren.

Nährwerte pro Portion
625 kcal • 37,8 g E • 29 g F • 52 g KH • 4,3 g Ba • 4,5 BE • Lipaseeinheiten: 58 000

Ein schnelles Gericht
Gemüse-Reis-Pfanne

Für 2 Portionen • preisgünstig
🕐 10 Min. + 15 Min. Garzeit

150 g Möhren • 150 g Pastinaken oder Petersilienwurzeln • 80 g tiefgekühlte Erbsen oder 65 g tiefgekühlter Mais (bzw. Mais aus der Dose) • 1 EL Rapsöl • 300 ml Gemüsebrühe (Seite 96) • 120 g Basmatireis • Salz • etwas Pfeffer • Paprika edelsüß oder mildes Currypulver • 1 EL gehackte Petersilie

● Möhren und Pastinaken putzen, waschen und in ca. 1 cm breite und 3 cm lange Streifen schneiden. Erbsen oder Mais auftauen oder abtropfen lassen. Das Öl in einer großen Pfanne erhitzen, Möhren und Pastinaken darin leicht andünsten. Erbsen oder Mais und den Reis zugeben, Gemüsebrühe hinzufügen und mit Salz, Pfeffer, Paprika oder Curry würzen.

● Zugedeckt bei milder Hitze ca. 10–15 Min. garen. Sollte es nötig sein, noch etwas Brühe oder Wasser zugeben. Abschmecken und mit Petersilie bestreut servieren.

Nährwerte pro Portion
325 kcal • 8,9 g E • 6 g F • 57 g KH • 6,8 g Ba • 4,5 BE • Lipaseeinheiten: 12 000

❯ Lachs-Zucchini-Tagliatelle

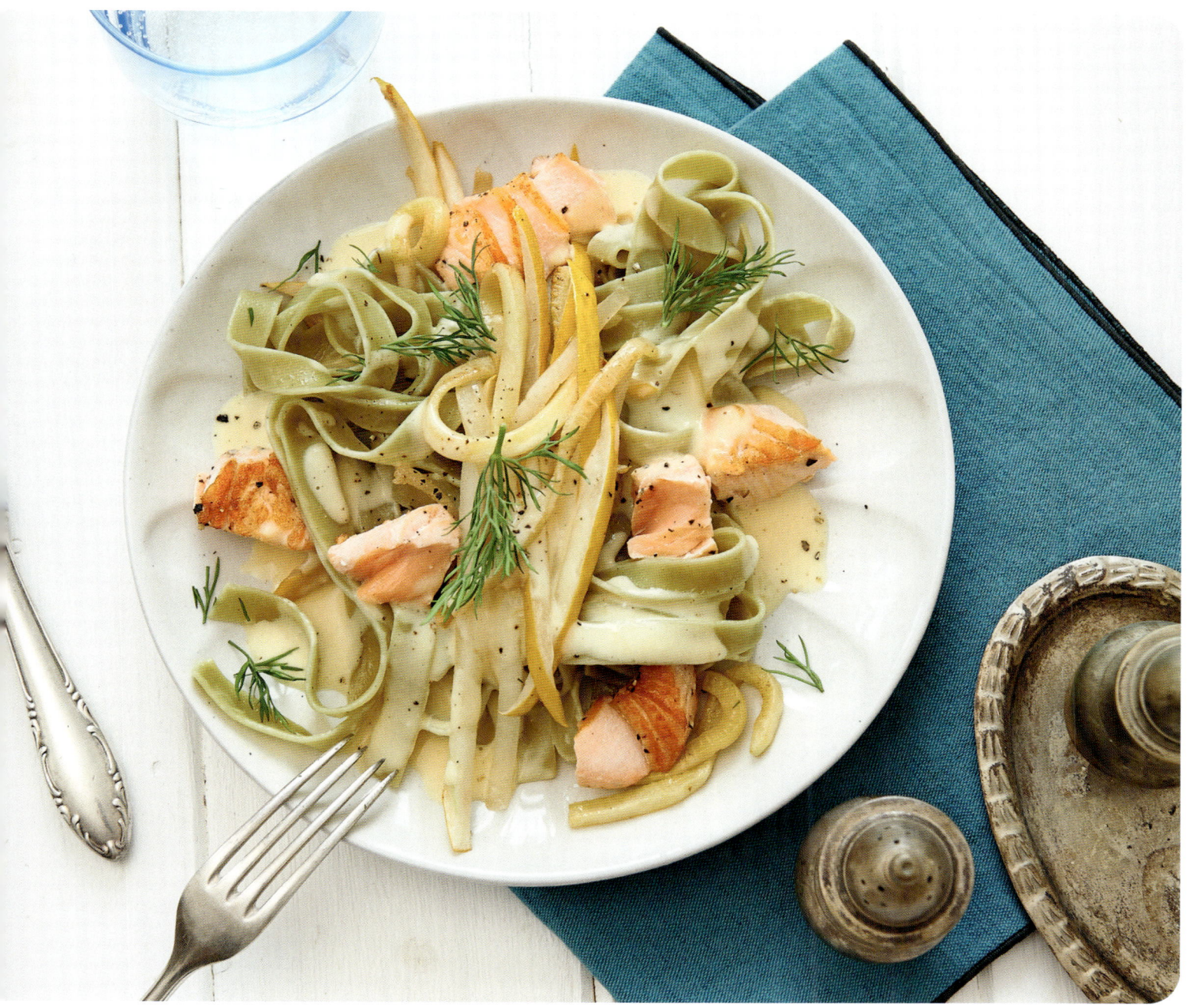

Lecker ganz ohne Fleisch
Gemüselasagne

Für 2 Portionen • braucht etwas mehr Zeit
🕐 20 Min. + 30 Min. Garzeit

150 g Möhren • 150 g Zucchini • 1 EL Olivenöl • 200 g Pizza-
tomaten • 200 ml Tomatensaft oder passierte Tomaten •
2 EL Tomatenmark • 1 EL Mehl • Salz • etwas flüssiger Süßstoff • 1 EL frisch gehackte Kräuter (z. B. Basilikum, Thymian,
Oregano) • 120 g Lasagneblätter • 50 g Mozzarella light •
50 g geriebener Gouda oder Edamer (40 % Fett i.Tr.)

● Möhren und Zucchini putzen, waschen und grob raspeln. Das Olivenöl leicht erhitzen, zuerst die Möhren
andünsten, dann die Zucchini kurz mitdünsten. Pizza-
tomaten, Tomatensaft und Tomatenmark zugeben, kurz
aufkochen. Das Mehl mit etwas Wasser glatt rühren und
langsam in die Gemüsesauce einrühren. Kräuter zugeben,
Sauce nochmals kurz aufkochen lassen und mit Salz und
nach Geschmack mit etwas Süßstoff abschmecken.

● Den Backofen auf 180 Grad Ober-/Unterhitze (160 Grad
Umluft) vorheizen. Eine eckige Auflaufform ausfetten.
Den Boden mit Gemüsesauce bedecken, eine Schicht
Lasagneblätter darauflegen. Wieder mit Sauce bedecken,
die restlichen Nudelblätter darauflegen und die restliche
Sauce darüber verteilen.

● Den Mozzarella in kleine Würfel schneiden und mit dem
geriebenen Käse auf der Lasagne verteilen. Auf der unteren
Schiene 20–25 Min. backen. Sollte der Käse zu schnell
bräunen, die Form mit Alufolie oder Backpapier abdecken.

Das passt dazu Ein gemischter Blattsalat

Nährwerte pro Portion
470 kcal • 23,3 g E • 16 g F • 59 g KH • 6,7 g Ba • 4 BE •
Lipaseeinheiten: 32 000

Mit Kräutersauce
Nudel-Eierstich

Für 2 Portionen • gelingt leicht
🕐 10 Min. + 30 Min. Garzeit

90 g Fadennudeln • 4 Eier • 160 ml Milch (1,5 % Fett) •
Salz • Muskat • 200 ml Gemüsebrühe (Seite 96) • 1 EL
Mehl • etwas Pfeffer • 20 ml Kondensmilch (4 % Fett) • 1 TL
Zitronensaft • ½ Bund Basilikum • ¼ Bund Rucola • 4 Blät-
ter Minze • ¼ Bund Petersilie

● Fadennudeln in reichlich Salzwasser bissfest kochen.
Abschütten und mit kaltem Wasser abschrecken. Eier mit
Milch, Salz und Muskat verrühren. Die Nudeln untermengen und diese Masse in eine verschließbare Form füllen
und diese für 20 Min. in leicht kochendes Wasser stellen.

● Die Gemüsebrühe zum Kochen bringen. Mehl mit etwas
kaltem Wasser glatt rühren, zugeben und 5 Min. kochen
lassen. Etwas Pfeffer, Kondensmilch, Zitronensaft und Salz
zugeben. Basilikum, Rucola, Minze und Petersilie waschen,
trocken tupfen, die Blätter abzupfen, in den Mixer geben
und glatt pürieren. Nach und nach die Gemüsebrühemi-
schung dazugeben und nochmals abschmecken.

● Die Form aus dem Wasserbad heben, öffnen, den Eier-
stich mit einem Messer vom Rand lösen und auf einen
Teller stürzen. Nudel-Eierstich mit der Sauce servieren.

Das passt dazu Lecker mit Blattsalat

Nährwerte pro Portion
425 kcal • 24,8 g E • 16 g F • 44 g KH • 2,3 g Ba • 3,5 BE •
Lipaseeinheiten: 32 000

❖ Gemüselasagne

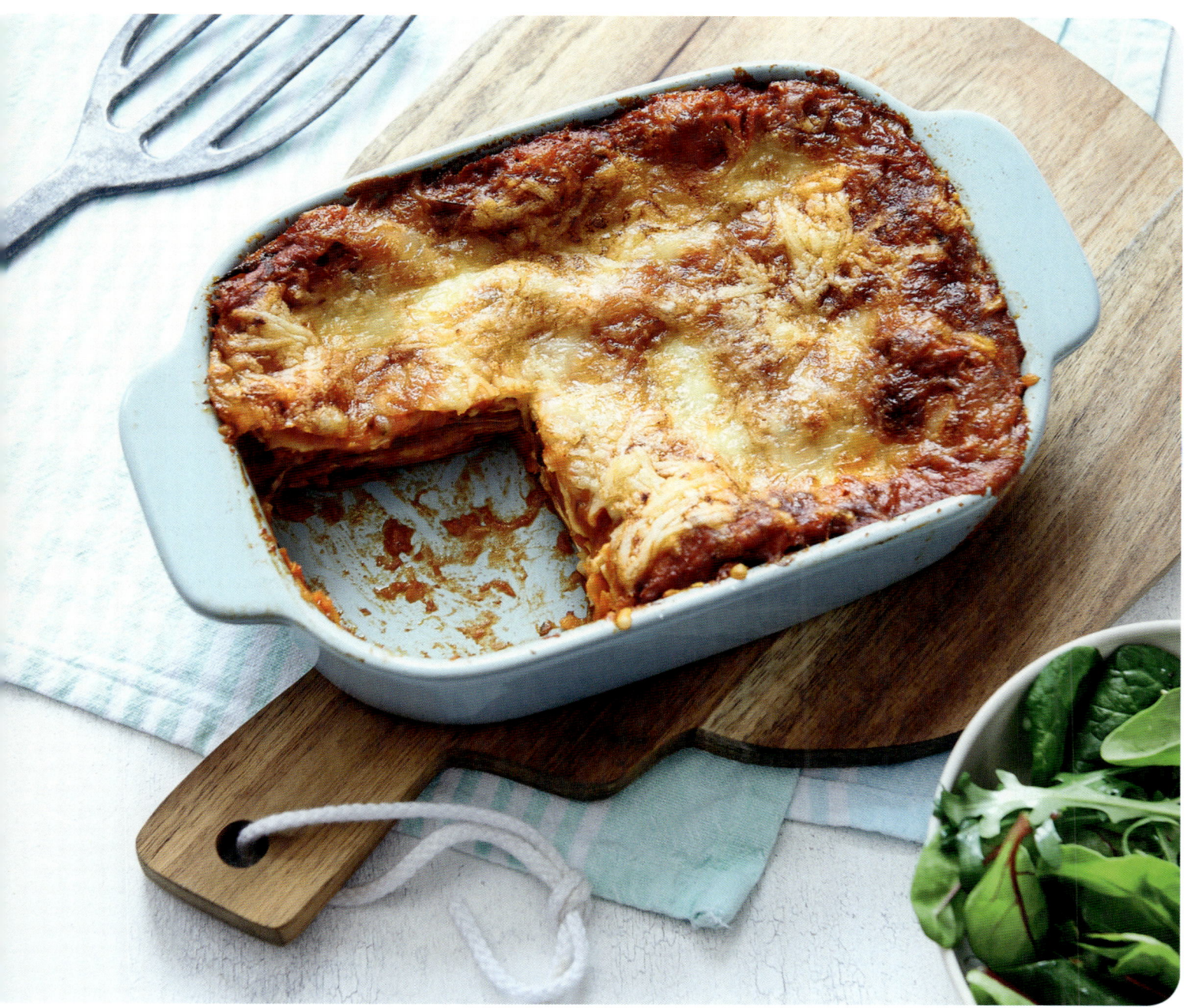

Einfach köstlich

Verlorene Eier auf Blattspinat

Für 2 Portionen • preisgünstig
⊘ 10 Min. + 15 Min. Garzeit

450 g tiefgekühlter Blattspinat • 100 ml Milch (1,5 % Fett) • 100 ml Gemüsebrühe (Seite 96) • 1 TL Mehl • Salz • wenig Pfeffer • Muskat • Essig • 4 Eier • 20 g Reibekäse (16 % Fett absolut)

● Blattspinat auftauen lassen. Auftauwasser weggießen. Milch mit der Gemüsebrühe in einen Topf geben und zum Kochen bringen. Mehl mit etwas kaltem Wasser glatt rühren und mit dem Schneebesen in das Milch-Wasser-Gemisch einlaufen lassen. So lange rühren, bis die Masse kocht und dicklich geworden ist.

● Den leicht ausgedrückten Blattspinat hinzufügen und mit dem Kochlöffel 5 Min. bei kleiner Hitze weiterrühren. Mit Salz, Pfeffer und Muskat würzen.

● In einem anderen Topf Wasser mit Salz und Essig erhitzen. Wenn das Wasser kocht, die Eier einzeln in eine Tasse schlagen und vorsichtig in das Wasser gleiten lassen. Nach 3 ½ Min. leichtem Köcheln sind die Eier wachsweich und können mit einer Schaumkelle aus dem Essigwasser genommen werden.

● Die Eier sofort kurz mit kaltem Wasser abschrecken und auf den Spinat setzen. Mit Reibekäse bestreuen und gleich servieren.

Das passt dazu Besonders lecker mit Salzkartoffeln.

Nährwerte pro Portion
220 kcal • 19,2 g E • 10 g F • 12 g KH • 4,7 g Ba • 0,5 BE • Lipaseeinheiten: 20 000

Für Freunde der asiatischen Küche

Asia-Nudeln mit Hähnchenbrust

Für 2 Portionen • geht schnell
⊘ 10 Min. + 20 Min. Garzeit

90 g Nudeln (beliebige Sorte) • 180 g Möhren • 300 g Hähnchenbrustfilet • Salz • wenig Pfeffer • 1 EL Sojaöl • Currypulver (mild) • etwas Ingwer (frisch gerieben) • 100 ml Orangensaft • 50 ml Kokosmilch • 1 EL Korianderblättchen, gehackt (alternativ Petersilie) • milde Sojasauce • Zitronensaft

● Die Nudeln bissfest kochen. Die Möhren waschen, schälen und in Stifte schneiden bzw. grob raspeln.

● Von der Hähnchenbrust das dünne Häutchen entfernen und das Fleisch in Würfel schneiden. Mit Salz und Pfeffer würzen und in Öl in der Pfanne anbraten.

● Curry und Ingwer dazugeben und mit Orangensaft ablöschen. Möhrenstifte dazugeben, vermengen.

● Nach 2 Min. Kokosmilch, Koriander und Nudeln dazugeben, vermengen und vor dem Servieren mit Sojasauce und Zitronensaft abschmecken.

Variante Mit Fischfilet anstelle von Hähnchenbrust schmeckt es auch prima.

Nährwerte pro Portion
415 kcal • 42,5 g E • 8 g F • 42 g KH • 4,5 g Ba • 3,5 BE • Lipaseeinheiten: 16 000

❧ Verlorene Eier auf Blattspinat

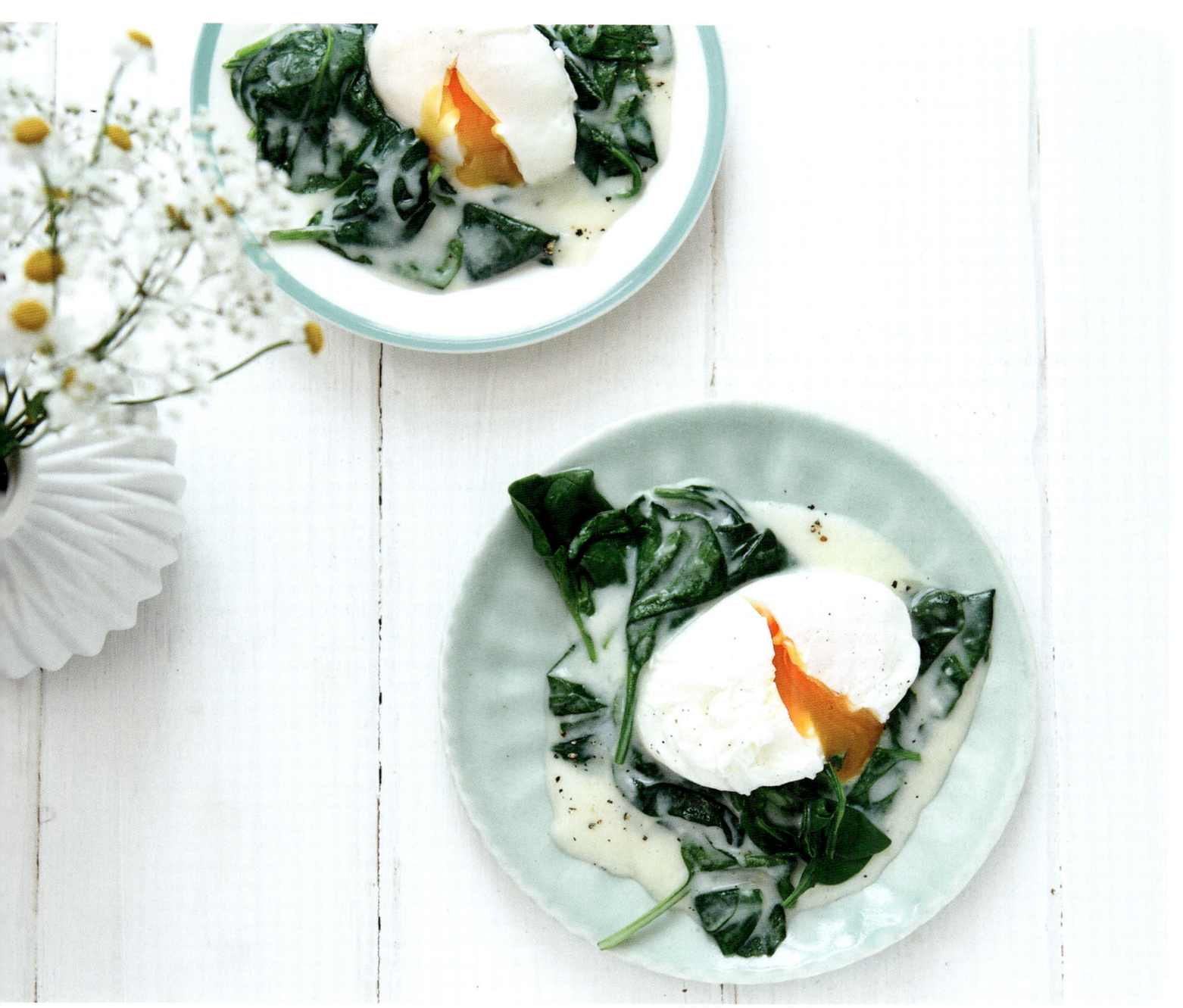

Sonntagsessen

Italienischer Kartoffelpüree-Auflauf

Für 2 Portionen • gelingt leicht
⊘ 20 Min. + 30 Min. Garzeit

450 g mehlig kochende Kartoffeln • 100 ml Milch (1,5 % Fett) • Salz • Muskat • 1 Zucchini (100 g) • 2 Tomaten (200 g) • 30 g geriebener Mozzarella • Thymianblättchen • Basilikum • Kräutersalz (Seite 97) • 1 TL Olivenöl

● Kartoffeln waschen, schälen und in walnussgroße Stücke schneiden. Die Kartoffelstücke in einen Topf geben. Etwas Salz dazugeben und mit Wasser aufgießen, bis die Kartoffeln zur Hälfte bedeckt sind. 20 Min. kochen.

● Wenn die Kartoffeln gar sind, das Wasser abgießen, den Topf nochmals kurz auf die Herdplatte stellen, damit das restliche Wasser verdampfen kann. Mit einem Kartoffelstampfer stampfen, dann die Milch dazugeben und verrühren. Mit Salz und Muskat abschmecken. In eine Auflaufform streichen.

● Zucchini waschen, längs in feine Scheiben schneiden und in Olivenöl anbraten. Tomaten waschen, putzen und in Scheiben schneiden. Das Kartoffelpüree mit den Zucchinischeiben bedecken. Thymian, Basilikum und Kräutersalz darüberstreuen und darauf schuppenförmig die Tomatenscheiben im Wechsel mit dem Mozzarella schichten. Darüber wenig Kräutersalz verteilen.

● Im vorgeheizten Backofen bei 175 Grad Umluft (190 Grad Ober-/Unterhitze) 10–12 Min. gratinieren. Dann mit Thymianblättchen bestreuen.

Nährwerte pro Portion
231 kcal • 10 g E • 4 g F • 36 g KH • 4,2 g Ba • 3,5 BE • Lipaseeinheiten: 8000

Schnelles Gericht für Gäste

Chinesischer Gemüsewok

Für 2 Portionen • gelingt leicht
⊘ 25 Min. + 20 Min. Garzeit

150 g Tofu • 40 ml milde Sojasauce • 200 g Staudensellerie • 100 g Möhren • 100 g Zucchini • 100 g Zuckerschoten • 100 g frische Sojasprossen (alternativ aus der Dose) • 50 g Bambussprossen (Dose) • 1 EL Sesamöl • 250 ml Gemüsebrühe (Seite 96) • Salz • etwas Pfeffer

● Den Tofu in ca. 1 cm große Würfel schneiden und in der Sojasauce mindestens 15 Min. marinieren. Das Gemüse putzen und waschen, vom Staudensellerie möglichst die zarten Stängel verwenden, von den Zuckerschoten die Enden knapp abschneiden. Möhren, Zucchini und Staudensellerie in schmale, ca. 3 cm lange Streifen schneiden. Keimlinge und Sprossen abtropfen lassen.

● Sesamöl in einem Wok oder in einer großen, beschichteten Pfanne erhitzen, zuerst Möhren und Sellerie ca. 5 Min. dünsten, restliches Gemüse zugeben und weitere 10 Min. dünsten, dabei die Brühe, Salz und Pfeffer zugeben.

● Die Tofuwürfel mit der Marinade zugeben, ca. 5 Min. köcheln lassen und nochmals abschmecken. Als Garnitur eignen sich die klein gehackten, zarten Sellerieblättchen.

Das passt dazu Glas- oder Reisnudeln und Chinakohlsalat

Variante Anstelle von Tofu eignet sich auch marinierte Hähnchenbrust. Zum Servieren können Nudeln auch gleich untergemischt werden.

Nährwerte pro Portion
265 kcal • 20,7 g E • 12 g F • 16 g KH • 9 g Ba • 0 BE • Lipaseeinheiten: 24 000

Mit Kräuter-Joghurt-Sauce
Gefüllte Kartoffeln

Für 2 Portionen • gut vorzubereiten
⏱ 15 Min. + 40 Min. Garzeit

125 g tiefgekühlter Blattspinat • 2 große Kartoffeln (vorwiegend fest kochend, je ca. 250 g) • ½ TL Kümmel • 20 g Champignons • 1 EL Rapsöl • Salz • Muskat • 100 ml Gemüsebrühe (Seite 96) • 50 g Gouda oder Edamer, gerieben (30 % Fett, i.Tr.) • Margarine für die Form • 150 g Joghurt (1,5 % Fett) • 2 EL saure Sahne • 2–3 EL gehackte Kräuter (Petersilie, Dill, Basilikum, Kerbel) • gemahlener Kümmel

● Den Spinat auftauen lassen. Die Kartoffeln waschen und in Salzwasser mit dem Kümmel gar kochen, pellen, der Länge nach halbieren und aushöhlen, sodass ein etwa 1 cm dicker Rand bleibt. Das Innere der Kartoffel zerdrücken. Den Backofen auf 180 Grad Ober-/Unterhitze (160 Grad Umluft) vorheizen.

● Den Spinat im Öl andünsten, die Champignons in Scheiben schneiden, zugeben und mitdünsten, bis die Flüssigkeit fast verdampft ist. Mit Salz und Muskat abschmecken. Die Masse zum Kartoffelpüree geben und alles gut vermischen. Nochmals abschmecken.

● Eine Auflaufform mit Margarine ausfetten, die Kartoffelhälften hineinsetzen und mit der Spinat-Kartoffel-Masse füllen. Mit dem geriebenen Käse bestreuen, die Gemüsebrühe angießen, auf der mittleren Schiene in den Ofen schieben und 12–15 Min. goldgelb backen.

● Für die Sauce Joghurt, saure Sahne und Kräuter verrühren, mit Salz und eventuell etwas Kümmel abschmecken.

Nährwerte pro Portion
355 kcal • 16,7 g E • 12 g F • 41 g KH • 4,6 g Ba • 4 BE • Lipaseeinheiten: 24 000

Sommerliches Gericht
Fenchel-Tomaten-Topf mit Pinienkernen

Für 2 Portionen • gelingt leicht
⏱ 20 Min. + 20 Min. Garzeit

2 kleine Fenchelknollen (400 g) • 1 EL Olivenöl • 100 ml Gemüsebrühe (Seite 96) • 200 g feste Tomaten • 2 TL gehackte Kräuter (Rosmarin, Thymian, Oregano) • Salz • etwas gemahlener Pfeffer • 1 EL Pinienkerne (10 g) • 100 g geriebener Edamer (30 % Fett i.Tr.)

● Die Fenchelknollen waschen, die Stiele abschneiden und das Fenchelgrün beiseitelegen. Die Knollen vierteln und den harten Strunk keilförmig herausschneiden.

● Das Öl in einem breiten Topf erhitzen, die Knollen darin andünsten und mit der Gemüsebrühe auffüllen. Mit etwas Salz würzen und zugedeckt 15–20 Min. garen. Die Tomaten waschen, die Stielansätze herausschneiden und die Tomaten achteln. Das Fenchelgrün fein hacken. Die Pinienkerne in einer Pfanne ohne Fett ganz leicht anrösten.

● Die Tomaten und die Kräuter zu dem Fenchel geben, noch etwa 5 Min. durchziehen lassen. Nochmals mit Salz und Pfeffer abschmecken. Pinienkerne und geriebenen Käse darüberstreuen und servieren.

Das passt dazu Kleine Pellkartoffeln oder auch Risotto und ein grüner Salat

Nährwerte pro Portion
265 kcal • 19,1 g E • 17 g F • 7 g KH • 8,1 g Ba • 0 BE • Lipaseeinheiten: 34 000

Prima vorzubereiten
Kohlrabi mit Hirsefüllung

Für 2 Portionen • gelingt leicht
⊘ 30 Min. + 45 Min. Garzeit

2 Kohlrabi (400 g) • 60 g Hirse • 180 ml Gemüsebrühe (Seite 96) • 1 kleine Möhre • 2 TL Rapsöl • 40 g Erbsen (tiefgekühlt) • Salz • etwas Pfeffer • Muskat • Kerbel • 50 g geriebener Edamer (40 % Fett i.Tr.) • 50 ml Milch (1,5 % Fett) • 1 EL Mehl • 1 EL saure Sahne • 1 EL gehackte Petersilie

● Kohlrabi schälen, die zarteren Blättchen beiseitelegen und fein hacken. Kohlrabi quer halbieren und in ca. 250 ml Salzwasser knapp gar kochen. Flüssigkeit aufheben.

● Die Hirse in der Gemüsebrühe ca. 20 Min. garen. Die Möhre schälen, fein würfeln, im Öl andünsten, Erbsen zugeben, etwas Wasser angießen, würzen und ca. 5 Min. weiterdünsten. Die Kohlrabihälften aushöhlen, das Innere würfeln und mit dem Gemüse und der Hirse gut vermischen. Mit den Gewürzen und dem Kerbel abschmecken, Kohlrabiblättchen untermischen. Den Backofen auf 180 Grad Umluft (200 Grad Ober-/Unterhitze) vorheizen. Kohlrabi in eine gefettete Auflaufform setzen, mit der Hirsemasse füllen und den Käse darüberstreuen. 100 ml des Kochwassers beiseitestellen, den Rest in die Auflaufform gießen. Abgedeckt im Backofen 15–20 Min. garen.

● Für die Sauce das Kochwasser und restliche Milch zum Kochen bringen. Das Mehl mit Milch anrühren, unterrühren und bei kleiner Hitze 2–3 Min. kochen. Die saure Sahne unterrühren, vom Herd nehmen. Kohlrabi mit der Sauce anrichten. Mit Petersilie bestreuen.

Nährwerte pro Portion
355 kcal • 16,1 g E • 15 g F • 38 g KH • 6,3 g Ba • 2 BE • Lipaseeinheiten: 30 000

Herrliche Täschchen
Teigtaschen mit Spinat

Für 4 Portionen (ca. 40 Stück) • braucht etwas mehr Zeit
⊘ 40 Min. + 10 Min. Garzeit

Für die Füllung: 1 TL Öl • 250 g tiefgekühlter Spinat (gehackt) • 50 ml Gemüsebrühe (Seite 96) • 30 g Semmelbrösel • 1 Ei • 1 EL Milch • Salz • etwas Pfeffer • Muskat • 1 Packung tiefgekühlte Wan-Tan-Teigblätter für Suppe aus dem Asia-Laden (250 g, ca. 40 Stück)
Für die Schmelze: 40 g Halbfettbutter • 20 g frisch geriebener Parmesan • ¼ Bund Petersilie

● Öl im Topf erhitzen. Spinat dazugeben und leicht anschwitzen. Die Gemüsebrühe angießen und zugedeckt weich dünsten. Abkühlen lassen.

● Alle weiteren Zutaten dazugeben und gut miteinander verrühren. Diese Masse teelöffelweise auf die Wan-Tan-Blätter setzen, die Ränder mit Wasser bestreichen und wie Ravioli oder Tortellini oder Säckchen zusammenklappen und festdrücken.

● Die Taschen in Salzwasser 5 Min. ziehen lassen. Mit der Schaumkelle herausnehmen und abtropfen lassen. In einer Pfanne die Butter erhitzen, die gefüllten Teigtaschen darin schwenken und evtl. nachsalzen. Petersilie waschen und hacken, mit dem Parmesan über die Teigtaschen streuen und gleich servieren.

Variante Die Teigtaschen sind auch gut als Suppeneinlage.

Nährwerte pro Portion
212 kcal • 11,7 g E • 5,2 g F • 40 g KH • 1,7 g Ba • 4 BE • Lipaseeinheiten: 10 000

❯❯ Kohlrabi mit Hirsefüllung

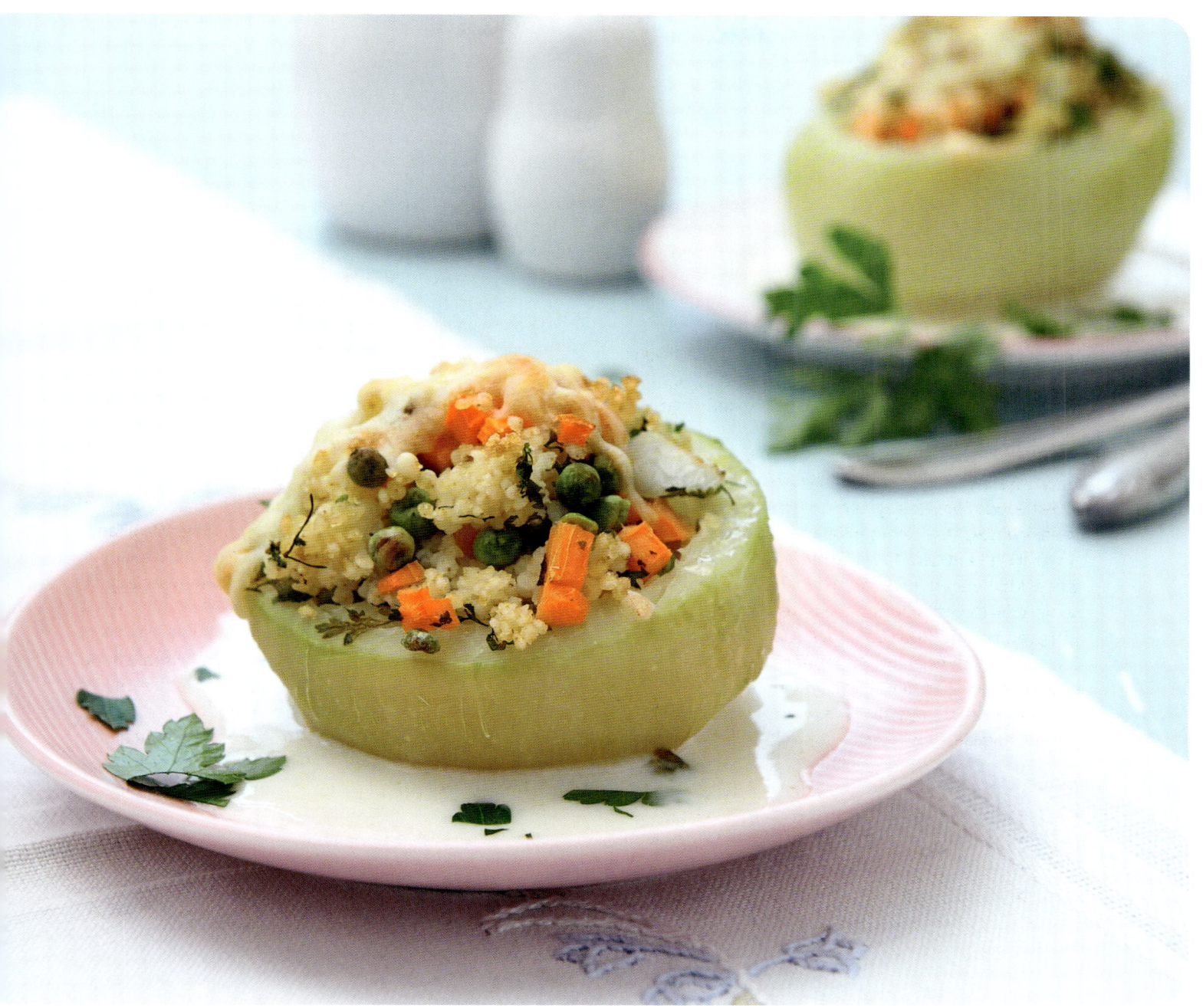

Köstliche Knödel

Kartoffel-Thymian-Knödel mit Mangold

Für 4 Portionen • preisgünstig
🕐 30 Min. + 50 Min. Garzeit

500 g mehligkochende Kartoffeln • 1 kg Mangold • Salz • 2 Eigelb • 100 g Mehl • 2–3 TL frischer oder getrockneter Thymian • Muskat • Schabzigerklee • etwas Pfeffer • 1 EL Margarine • 200 ml Wasser oder Gemüsebrühe (Seite 96) • 150 g Doppelrahmfrischkäse

● Die Kartoffeln schälen und in Salzwasser garen. Das Wasser abgießen und die Kartoffeln gut ausdampfen lassen. Anschließend durch eine Kartoffel- oder Spätzlepresse drücken und etwas abkühlen lassen.

● Den Mangold putzen und waschen, die Stiele von den Blättern trennen. Beides in ca. 1–2 cm breite Streifen schneiden. Reichlich Salzwasser zum Kochen bringen. Eigelb, Mehl, Thymian und Gewürze zu den Kartoffeln geben und alles gut verkneten. Aus der Masse 8 Knödel formen und im Salzwasser 15 Min. gar ziehen lassen.

● In einem Topf die Margarine erhitzen, die Mangoldstiele darin andünsten, etwas Wasser oder Gemüsebrühe zugeben und 5 Min. garen. Dann die Blätter zugeben, würzen, restliche Flüssigkeit zugeben und weitere 10 Min. garen. Den Frischkäse unterrühren und nochmals abschmecken.

Variante Die Knödel passen auch sehr gut zu Fleischgerichten. Der Sauce kann Milch hinzugefügt und das Gemüse mit Mehl oder Speisestärke gebunden werden. Beides müssen Sie gegebenenfalls berechnen.

Nährwerte pro Portion
290 kcal • 12,3 g E • 9 g F • 39 g KH • 4,1 g Ba • 3,5 BE • Lipaseeinheiten: 18 000

Vegetarisches Winteressen

Rote-Bete-Rösti mit Sauerrahmdip

Für 2 Portionen • preisgünstig
🕐 10 Min. + 15 Min. Garzeit

Für den Dip: 40 g saure Sahne (10 % Fett) • 40 g Naturjoghurt (1,5 % Fett) • 100 g Apfel • Salz • etwas flüssiger Süßstoff
Für die Rösti: 150 g frische Rote Bete • 250 g Kartoffeln (vorwiegend festkochend) • Salz • 1 Prise Kreuzkümmel (Cumin), gemahlen • 1 Ei • 1 EL Rapsöl

● Saure Sahne und Joghurt gut verrühren. Apfel schälen, vierteln und fein reiben. Wenn rohe Äpfel nicht vertragen werden, kann der geraspelte Apfel kurz in der Mikrowelle gegart werden. Apfelraspel unterrühren und mit Salz und etwas Süßstoff abschmecken. Kühl stellen.

● Rote Bete und Kartoffeln schälen, waschen und grob raspeln. Mit Salz und Kreuzkümmel würzen und zum Schluss das Ei unterrühren. In einer beschichteten Pfanne das Öl leicht erhitzen, mit einem Esslöffel kleine Teigportionen in die Pfanne geben, etwas flach drücken und Rösti bei kleiner Hitze langsam braten. Zwischendurch wenden.

● Die Rösti dürfen nur ganz leicht gebräunt sein. Um überschüssiges Bratfett zu entfernen, die fertigen Rösti kurz auf Küchenkrepp legen. Die Rösti auf Tellern zusammen mit dem Dip anrichten und servieren.

Variante Als Ersatz für frische Rote Bete können Sie auch gegarte, vakuumverpackte verwenden.

Nährwerte pro Portion
250 kcal • 7,6 g E • 11 g F • 29 g KH • 3,5 g Ba • 2,5 BE • Lipaseeinheiten: 22 000

❯ Rote-Bete-Rösti mit Sauerrahmdip

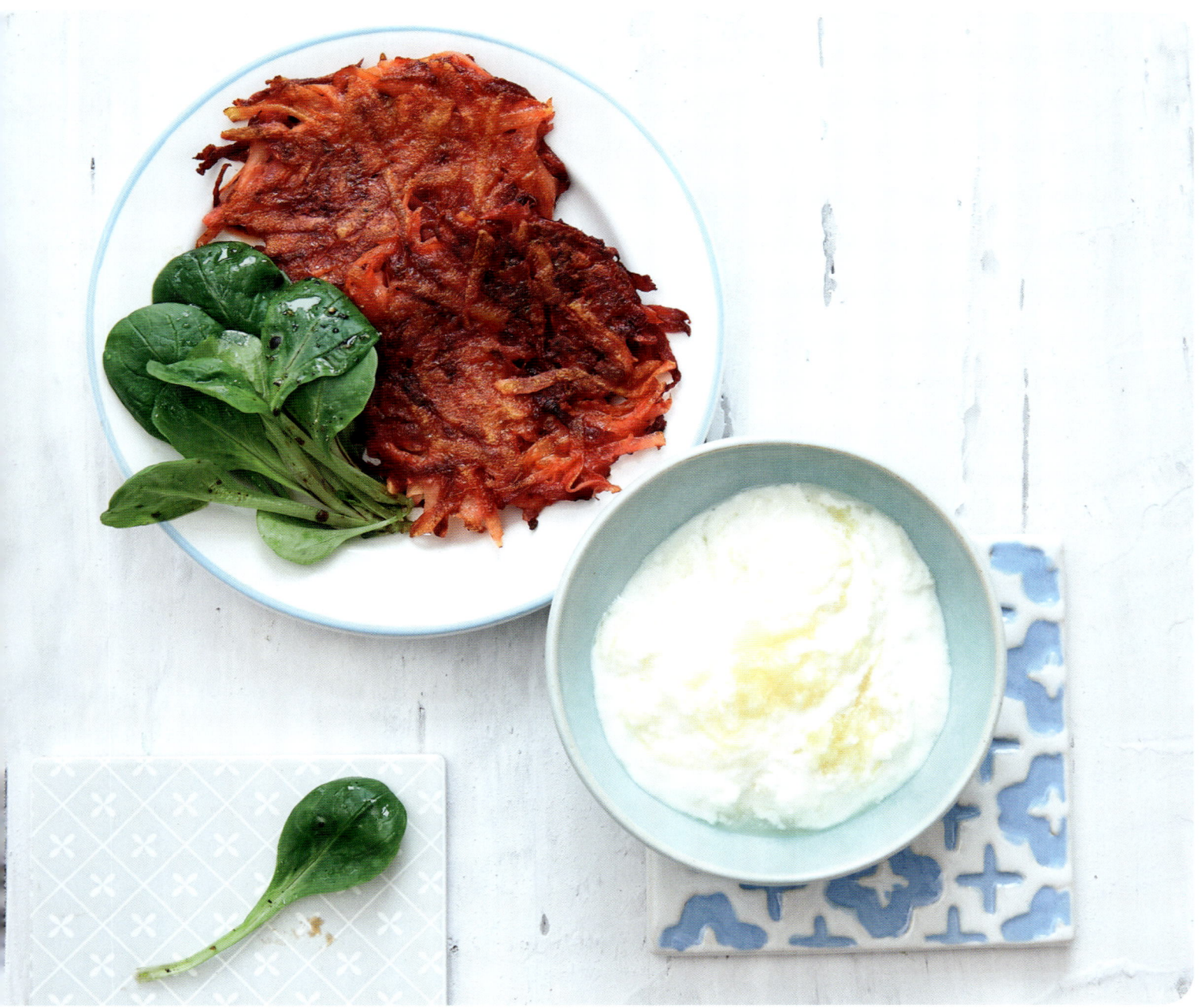

Besonderes

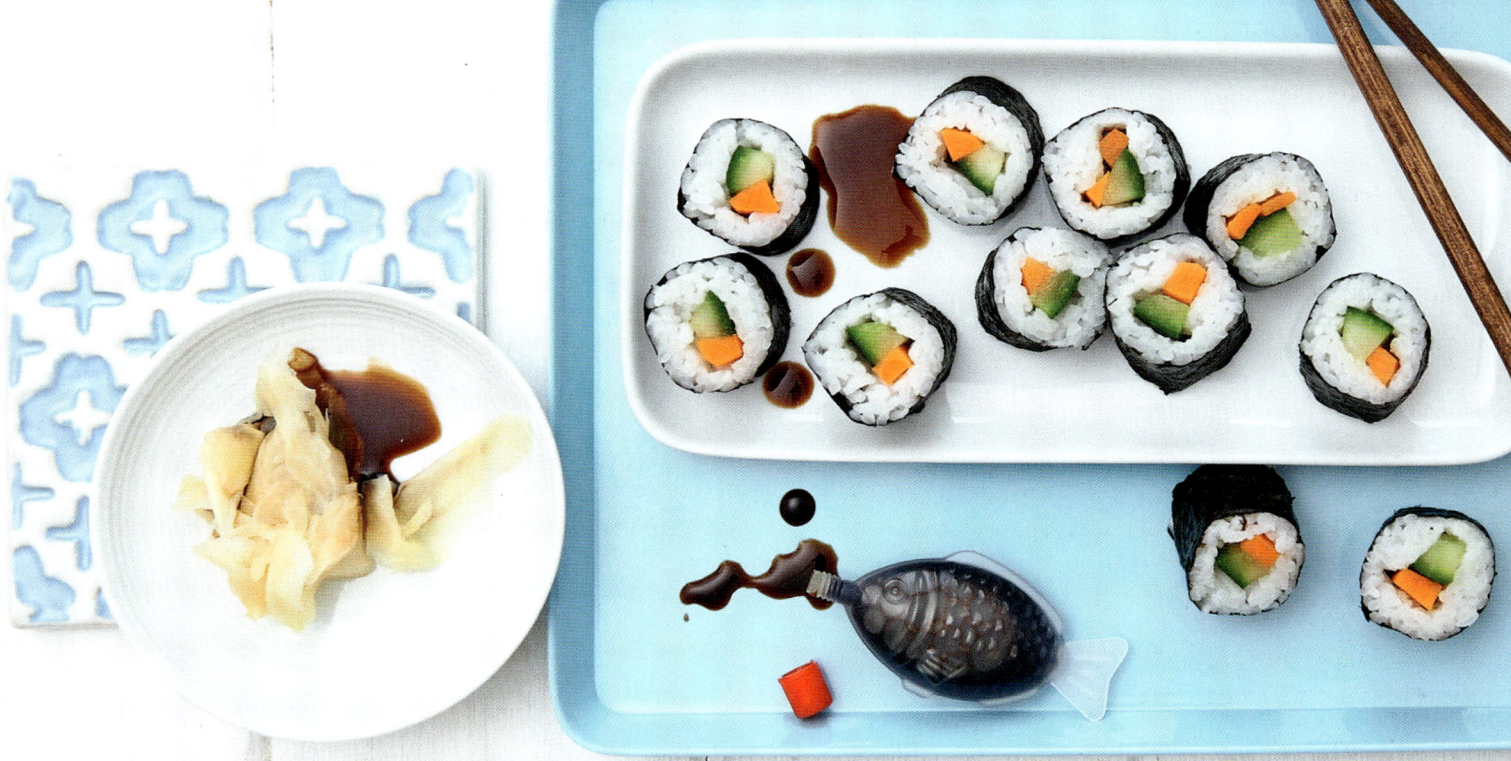

Sushi mit Gurken und Möhren

Für 24 Stück, 3 Portionen • gut vorzubereiten
⊘ 90 Min. + 2 Std. Kühlzeit

100 g Gurken • 100 g Möhren • 4 EL Reisessig • Salz •
250 g Sushireis • ½ TL Zucker • Salz • 4 Noriblätter •
milde Sojasauce

● Gurke und Möhre schälen. Gurke längs halbieren und
die Kerne herauskratzen. Beides in 1 cm dicke Stifte
schneiden (10 cm lang). 1 Tasse Wasser mit 1 EL Reisessig
und Salz aufkochen und die Möhrenstifte darin 4 Min.
kochen. Dann die Gurkenstifte dazugeben. Nach 4 Min.
von der Kochstelle nehmen und abkühlen lassen.

● Sushireis waschen, in einen Topf geben und mit ½ l
Wasser zum Kochen bringen. 15 Min. abgedeckt auf
kleinster Stufe quellen lassen, bis der Reis die Flüssigkeit
aufgesogen hat. 4 EL Wasser, 3 EL Reisessig, Zucker und
Salz aufkochen. Den gekochten Reis in eine Schüssel
geben und die Gewürzmischung unterheben. Mit einem
feuchten Küchentuch abdecken und abkühlen lassen.

● Ein Noriblatt auf ein Küchentuch legen und ein Viertel
der Reismasse auf die unteren ⅔ des Seetang-Blattes
verteilen. Im vorderen Drittel eine Rille eindrücken
und darauf die Gemüsestreifen legen. Mithilfe des Hand-
tuches Stück für Stück aufrollen und festdrücken. Die
Rollen in Frischhaltefolie wickeln und 2 Std. im Kühlschrank ruhen lassen. Dann in Scheiben schneiden und
mit Sojasauce anrichten.

Das passt dazu Je nach Verträglichkeit eingelegter Ingwer

Nährwerte pro Portion (8 Stück)
323 kcal • 7,3 g E • 1 g F • 69 g KH • 2,9 g Ba • 5 BE •
Lipaseeinheiten: 2 000

Rote-Bete-Chutney

Für ca. 600 g (50 g = ½ BE) • gelingt leicht
⊘ 20 Min. + 30 Min. Kochzeit

500 g Rote Bete (vakuumverpackt) • 100 ml Wasser • 50 ml
Balsamico • 20 g Rohrzucker oder brauner Zucker • 2 Lorbeerblätter • etwas Pfeffer • Salz • evtl. etwas Süßstoff •
kleine Schraubgläser

● Die Rote Bete fein raspeln oder in einem Universal-Zer-
kleinerer fein zerkleinern. Rote Bete in einen Topf geben,
Wasser, Essig, Zucker, Gewürze und etwas Salz zugeben
und unter Rühren aufkochen.

● Hitze reduzieren und bei geschlossenem Deckel
ca. 30 Min. unter gelegentlichem Rühren köcheln lassen.
Die Flüssigkeit soll dabei einkochen. Zwischendurch probieren und nach Geschmack gleich noch Salz zugeben.

● Das Chutney abschmecken – wenn es süßer sein soll,
noch etwas Süßstoff zugeben. Dann in heiß ausgespülte
Schraubgläser füllen und diese sofort verschließen.

Das passt dazu Lecker zu Gegrilltem, zu Fleisch- und
Fischgerichten, zu Gemüserisotto und auch einfach zu
einem Wurst- oder Käsebrot. Das Chutney ist in einem
kühlen Keller oder im Kühlschrank mehrere Wochen
haltbar.

Tipp Wer BE berechnen muss, sollte das Chutney sicher-
heitshalber abwiegen, um auszurechnen, wie viel Gramm
tatsächlich einer BE entsprechen. Beim Einkochen kann die
Menge des Endproduktes etwas variieren.

Nährwerte pro Portion
314 kcal • 7,6 g E • 0 g F • 60 g KH • 12,2 g Ba • 6 BE •
Lipaseeinheiten: 0

Für Fischfreunde ein Genuss
Dorade im Salzmantel

Für 2 Portionen • braucht etwas mehr Zeit
⊘ 15 Min.+ 30 Min. Garzeit + 10 Min. Ruhezeit

1 Dorade, ausgenommen (ca. 500 g) • etwas Salz • etwas Pfeffer • 2 Zweige Rosmarin • 1 Zitrone (unbehandelt) • 1 kg grobes Meersalz • 1 Eiweiß • 100 ml Wasser

● Den Backofen auf 250 Grad Ober-/Unterhitze vorheizen. Ein Backblech mit Backpapier belegen. Den Fisch mit kaltem Wasser innen und außen abbrausen und mit Küchenkrepp trocken tupfen. Die Innenseite mit etwas Salz und Pfeffer würzen.

● Die Zitrone waschen, 2 große Scheiben abschneiden und mit dem Rosmarin in den Fisch legen. Den Fisch wieder zusammenklappen, sodass nur die Hautseite mit dem Salzmantel in Kontakt kommt.

● 1 kg Salz, Eiweiß und Wasser in einer Schüssel gleichmäßig vermengen. Ein Teil der Masse 2 cm hoch auf das Backblech füllen. Die Dorade mittig darauflegen. Den Fisch mit dem restlichen Salzteig dicht bedecken. Rundherum fest andrücken.

● Auf die mittlere Schiene in den Backofen schieben und 30 Min. backen. Energie abschalten und die Backofentür einen Spalt öffnen und 10 Min. ruhen lassen. Die Salzkruste aufklopfen und den Fisch freilegen. Die Haut entfernen und die Fischfilets auf 2 vorgewärmten Tellern servieren.

Das passt dazu Kartoffelstampf und grüner Salat, nach Verträglichkeit auch etwas Rucola.

Nährwerte pro Portion
144 kcal • 29,6 g E • 3 g F • 0 g KH • 0 g Ba • 0 BE • Lipaseeinheiten: 6000

Für Sommerabende auf der Terrasse
Mediterranes Grillpfännchen

Für 4 Metallgrillpfännchen (17 × 11 × 2 cm) • gelingt leicht
⊘ 15 Min. + 20 Min. Ziehzeit + 15 Min. Garzeit

200 g Datteltomaten • 100 g grüne Zucchini • 100 g gelbe Zucchini • 40 g Champignons • 60 g Mozzarella • 1 EL Olivenöl • 1 EL Zitronensaft • Salz • etwas Pfeffer • Oregano, Thymian, Rosmarin, frisch gehackt oder getrocknet

● Das Gemüse waschen. Tomaten halbieren, Zucchini längs vierteln und in dünne Scheiben schneiden. Champignons je nach Größe halbieren oder vierteln. Mozzarella klein würfeln.

● Gemüse mit Öl, Zitronensaft, Salz, Pfeffer und Kräutern marinieren und ca. 20 Min zugedeckt ziehen lassen.

● Grill auf mittlerer Stufe vorheizen, Gemüse in die Pfännchen verteilen und auf dem Rost garen. Kurz vor Ende der Garzeit den Mozzarella darauf verteilen.

● Das Gemüse schmeckt lecker als Beilage zu Fleisch oder Fisch. Beides lässt sich, mit etwas Öl bestrichen, schonend in einem Metallgrillkorb mit Schlitzen grillen.

Das passt dazu Basilikumpesto und Baguette

Tipp Die Pfännchen gelingen besonders gut auf einem Grill mit Deckel, ohne diesen verlängert sich die Garzeit etwas.

Nährwerte pro Portion
94 kcal • 4,7 g E • 6 g F • 3 g KH • 1,6 g Ba • 0 BE • Lipaseeinheiten: 12 000

❯ Dorade im Salzmantel

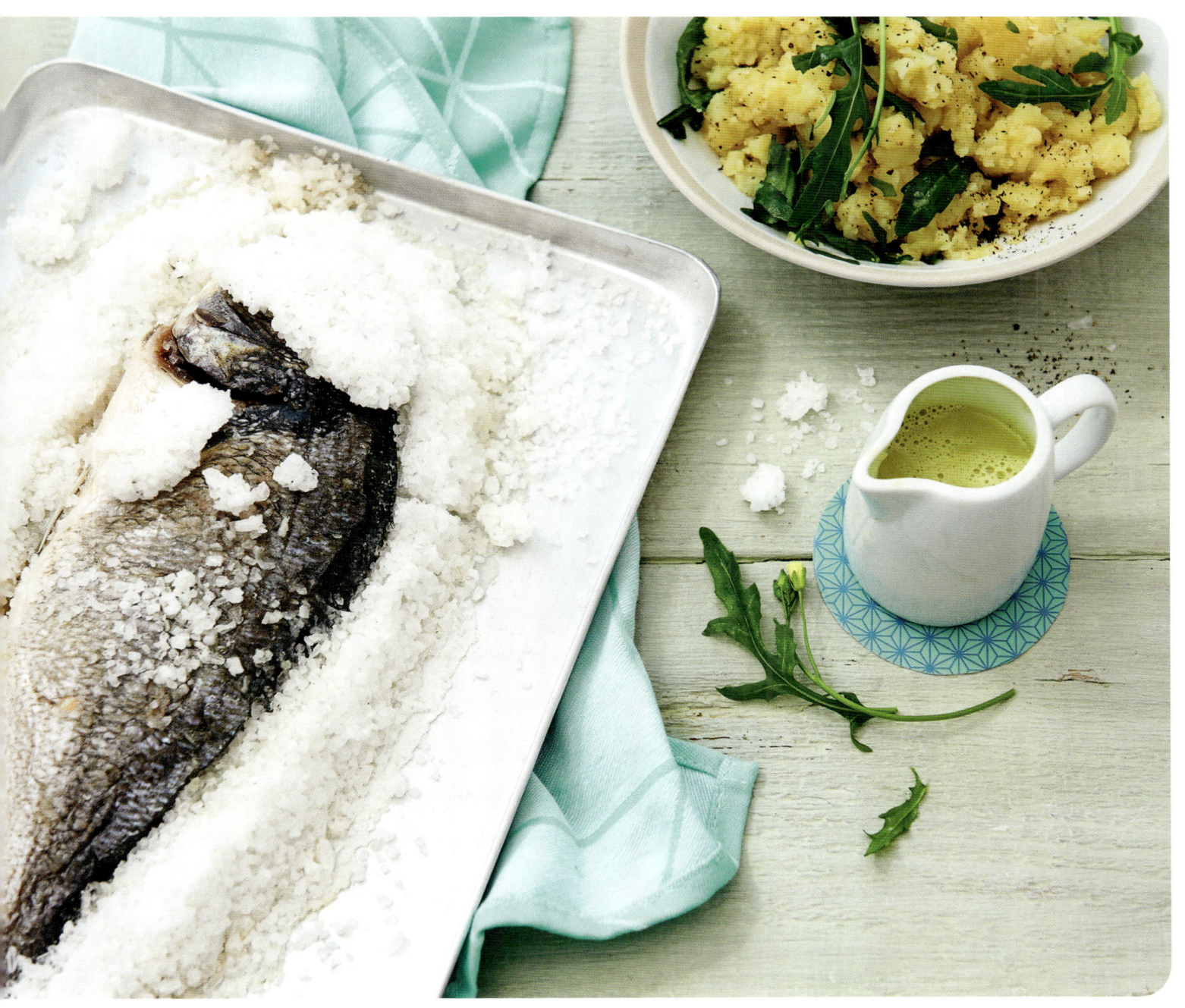

Ein luftiges, warmes Dessert

Soufflé aus dem Glas

Für 6 Gläschen (je100 ml Inhalt) • gelingt leicht
⊘ 20 Min. + 15 Min. Backzeit

2 Eier • 30 g weiche Butter oder Margarine • 40 g Zucker •
30 g Hartweizengrieß • ½ TL Backpulver • 300 g Magerquark • etwas abgeriebene Zitronenschale oder Zitronenöl

● Den Backofen auf 180 Grad Ober-/Unterhitze vorheizen,
die Gläschen ausfetten. Die Eier trennen, Eigelb mit Butter
und Zucker schaumig rühren. Das Eiweiß zu Schnee schlagen. Grieß mit dem Backpulver vermischen, mit dem
Quark und der Zitronenschale zu der Eigelbmasse geben,
gut verrühren. Den Eischnee locker unterheben. Die Masse
in die Gläser füllen, diese in eine feuerfeste Form stellen
(das ist einfacher, als die Gläser einzeln anzufassen) und
auf der 2. Schiene von unten in den Backofen schieben.

● Die Soufflés ca. 15 Min. backen, währenddessen die Tür
nicht öffnen, da das Soufflé dann nicht richtig hochsteigt.
Direkt nach dem Backen servieren, weil ein Soufflé schnell
zusammenfällt und dann nicht mehr so schön aussieht.

Variante Dazu passt sehr gut ein Obstpüree, z. B. aus
Beeren oder Aprikosen oder im Winter gedünstete Apfel-
(Seite 101) oder Birnenspalten. Vergessen Sie dabei, wenn
nötig, die BE-Berechnung nicht!

Tipp Wenn Sie weniger Portionen benötigen, können
Sie die restlichen kurz in der Mikrowelle erwärmen.
Das schmeckt fast so gut wie frisch zubereitet.

Nährwerte pro Portion
148 kcal • 9,7 g E • 6,3 g F • 12 g KH • 0,4 g Ba • 1 BE •
Lipaseeinheiten: 12 000

Sommerliche Variante

Beerentiramisu

Für 4 Portionen • gut vorzubereiten
⊘ 10 Min. + 2–3 Std. Kühlzeit

150 g Himbeeren (frisch oder tiefgekühlt) • 100 g Heidelbeeren (frisch oder tiefgekühlt) • 50 g Löffelbiskuits ohne
Zuckerkruste (Kinderlöffelbiskuits) • 300 g Cremequark
(0,2 % Fett) • 40 g Schmand • etwas Vanillepulver • etwas
flüssiger Süßstoff

● Frische Beeren verlesen, waschen und gut abtropfen
lassen. Tiefgekühlte Beeren antauen lassen. Die Löffelbiskuits in eine eckige Form legen, die Beeren darüber
verteilen.

● Den Cremequark mit Schmand, Vanille und Süßstoff gut
verrühren und abschmecken. Creme über die Beeren geben und glatt streichen. 2–3 Std. im Kühlschrank durchziehen lassen. Im Sommer mit Zitronenmelisseblättchen
garnieren.

Variante Wenn keine BE-Berechnung nötig ist oder
eine größere Kohlenhydratmenge möglich, können Sie
2 Schichten Löffelbiskuits verwenden.

Nährwerte pro Portion
175 kcal • 12,2 g E • 5 g F • 19 g KH • 3 g Ba • 1,5 BE •
Lipaseeinheiten: 10 000

❯ Soufflé aus dem Glas

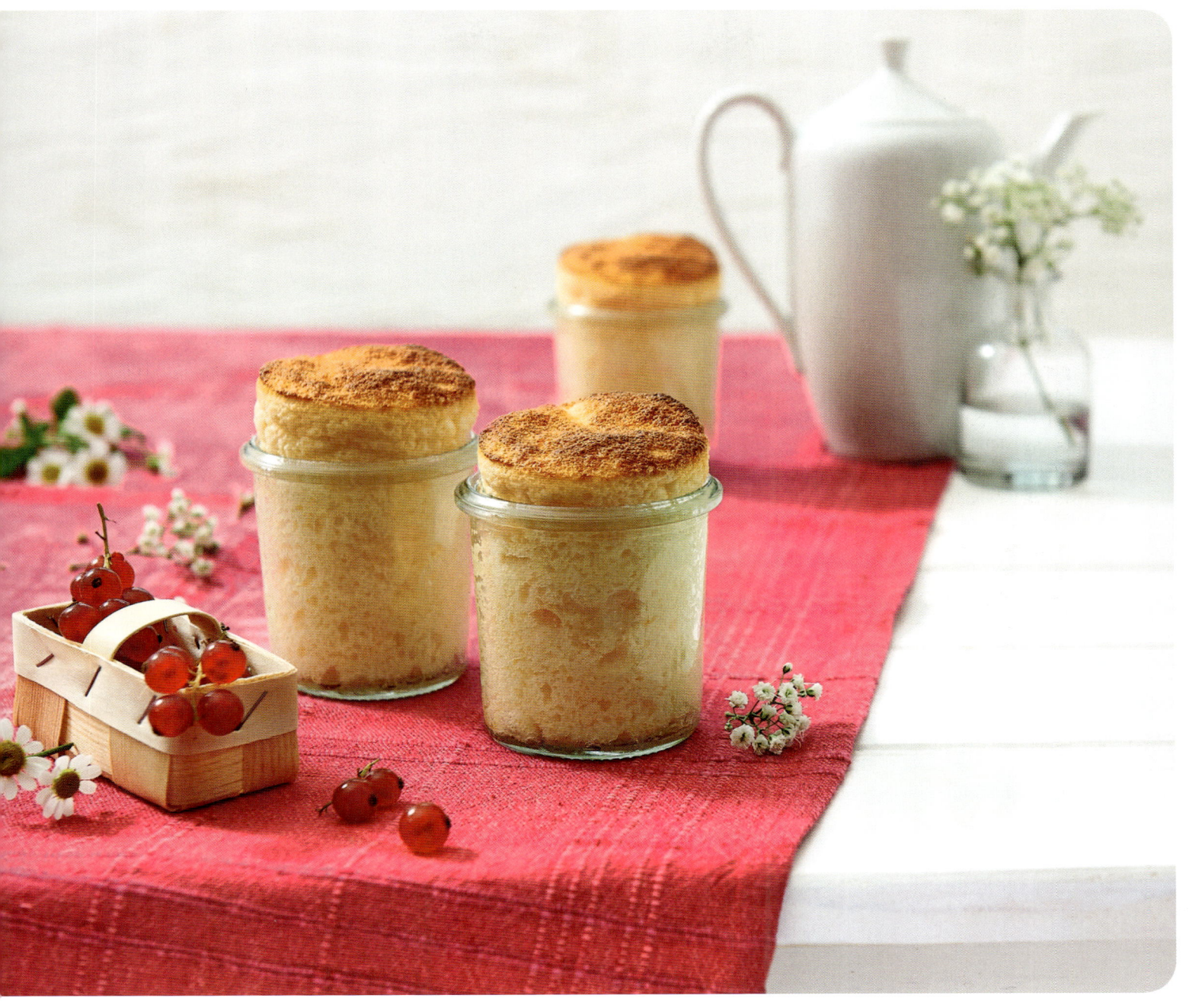

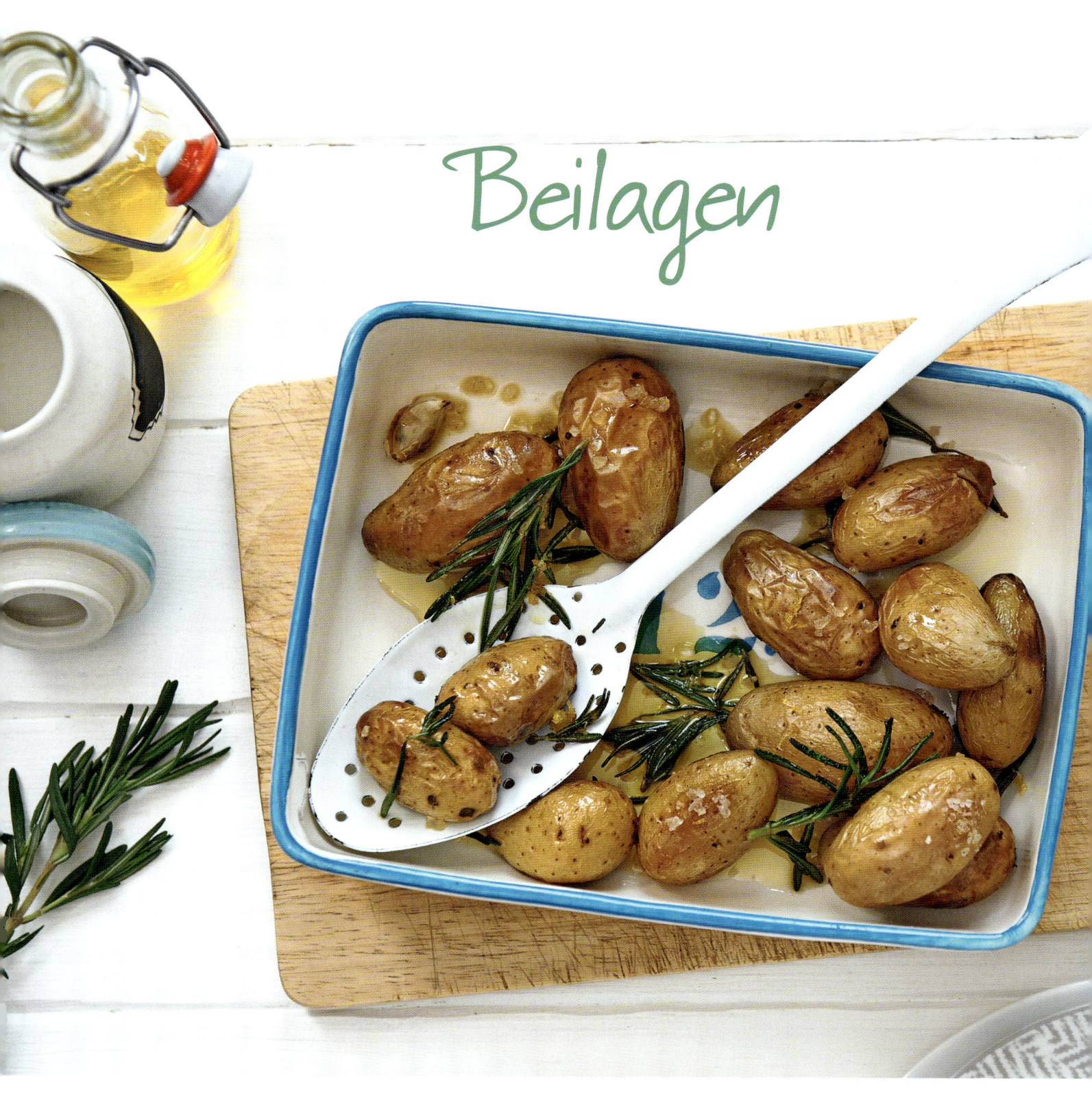

Beilagen

Herzhaft
Rosmarinkartoffeln

Für 2 Portionen • preisgünstig
⏱ 5 Min. + 20–30 Min. Backzeit

400 g kleine Kartoffeln • 2 TL Olivenöl • 1 EL Rosmarin-nadeln • Salz • etwas Pfeffer • Backpapier

● Den Backofen auf 175 Grad Ober-/Unterhitze (160 Grad Umluft) vorheizen. Kartoffeln gründlich waschen, nicht schälen. Kartoffeln längs halbieren, in eine ofenfeste Form geben und mit dem Öl bepinseln.

● Rosmarin, Salz und Pfeffer darauf verteilen. Die Kartoffeln je nach Größe 20–30 Min. im Backofen garen.

Das passt dazu Kräuterquark

Variante Lecker sind die Kartoffeln auch mit 1 EL Sesam anstelle von Rosmarin und Sesamöl.

Nährwerte pro Portion
225 kcal • 5,6 g E • 8 g F • 32 g KH • 3,3 g Ba • 3 BE • Lipaseeinheiten: 16 000

Vielseitiges Rezept
Kartoffeltaler

Für 12 kleine Taler • braucht etwas mehr Zeit
⏱ 20 Min. + 40 Min. Gar- und Backzeit

400 g mehlige Kartoffeln • 50 g Mehl • 1½ TL Backpulver • 25 g geriebener Gouda oder Edamer (40 % Fett i.Tr.) • 1 EL Petersilie oder Kresse (gehackt) • ½ TL Salz • 1 Prise Muskatnuss • 1 Ei

● Die Kartoffeln kochen, pellen und durch eine Kartoffelpresse drücken. Ersatzweise mit einem Kartoffelstampfer gut zerdrücken. Den Backofen auf 200 Grad Ober-/Unterhitze (180 Grad Umluft) vorheizen.

● Die Kartoffelmasse mit den restlichen Zutaten gut verkneten. Mit einem nassen Esslöffel 12 Taler auf ein mit Backpapier ausgelegtes Backblech setzen, glatt streichen und im Ofen ca. 20 Min. goldgelb backen.

Variante Die Taler passen zu gedünstetem Gemüse oder Salat mit Tomatensauce. Sie schmecken auch kalt gut, z. B. zum Abendessen oder zum Picknick mit Cocktailtomaten und Quarkdip.

Nährwerte pro Taler
50 kcal • 2,1 g E • 1 g F • 8 g KH • 0,8 g Ba • 0,5 BE • Lipaseeinheiten: 2000

Eine raffinierte Beilage

Kartoffelbuletten

Für 2 Portionen • preisgünstig
⊘ 10 Min. + 25 Min. Garzeit

400 g Kartoffeln (geschält ca. 350 g) •
1 TL Salz • Muskat • Schabzigerklee •
2 TL gemischte Kräuter, gehackt •
60 g Wachholderschinken • 20 g
Reibekäse (fettreduziert) • 1 TL Öl

● Kartoffeln schälen und in Salzwasser gar kochen. Wasser abschütten und die restliche Flüssigkeit
abdampfen lassen. Mit einem Kartoffelstampfer zerdrücken.

● Die Kartoffelmasse mit Gewürzen
und Kräutern würzen. Einen Portio-
nierring mit Schinkenstreifen auslegen, dann die Masse einfüllen und
so 4 Buletten formen. Mit Reibekäse
bestreuen und in der mit Öl ausge-
pinselten Pfanne nur auf einer Seite
bei mittlerer Hitze mit Deckel 4 Min.
leicht anbraten.

Nährwerte pro Portion
270 kcal • 13,2 g E • 6 g F • 38 g KH •
3,1 g Ba • 3 BE • Lipaseeinheiten:
12 000

Einfach und gut verträglich

Kartoffel-Sellerie-Püree

Für 2 Portionen • preisgünstig
⊘ 10 Min. + 20 Min. Garzeit

200 g Knollensellerie • 125 ml Gemüsebrühe (Seite 96) • 200 g Kartoffeln
(geschält ca. 180 g) • 1 TL Zitronensaft • Salz • wenig Pfeffer • 1 EL Sahne

● Sellerie putzen, würfeln und mit
1 TL Zitronensaft beträufeln. In der
Gemüsebrühe 20 Min. garen. Kartoffeln schälen und in Salzwasser
kochen.

● Wenn die Kartoffeln weich sind,
das Wasser abschütten und die Salzkartoffeln mit einem Kartoffelstampfer zerdrücken. Sellerie mit der Gar-
flüssigkeit, der Sahne, dem Salz und
dem Pfeffer pürieren und mit der
Kartoffelmasse mischen.

Das passt dazu Gedünstetes Fischfilet, Rinderbraten oder Schweine-
medaillons

Nährwerte pro Portion
114 kcal • 3,3 g E • 3 g F • 17 g KH •
4,6 g Ba • 1,5 BE • Lipaseeinheiten:
6000

Zur Resteverwertung

Semmelknödel

Für 4 Portionen als Beilage (2 Portionen als Hauptgericht) • preisgünstig
⊘ 20 Min. + 20 Min. Garzeit

4 altbackene Brötchen • Salz •
Pfeffer • Muskatnuss • 1 EL Petersilie
(getrocknet) • 200–250 ml warme
Milch (1,5 % Fett) • 1 Ei

● Die Brötchen in ganz dünne Scheiben schneiden, in eine Schüssel geben und Salz, Pfeffer, Muskatnuss,
Petersilie und 200 ml heiße Milch
hinzufügen. Mit den Händen verkneten, dann das Ei untermengen.
Der Teig sollte die Konsistenz einer
Hackfleischmasse haben. Ist er zu
fest, noch etwas Milch dazugeben.

● Mit angefeuchteten Händen
4 Knödel aus dem Teig formen und
in kochendes Salzwasser geben.
Die Hitzezufuhr reduzieren und die
Knödel 20 Min. gar ziehen lassen.

Nährwerte pro Portion (Hauptgericht)
380 kcal • 17,6 g E • 6 g F • 62 g KH •
3,7 g Ba • 4,5 BE • Lipaseeinheiten:
12 000

Nährwerte pro Portion (Beilage)
190 kcal • 8,8 g E • 3 g F • 31 g KH •
1,9 g Ba • 2,25 BE • Lipaseeinheiten:
6000

Für Gäste
Herzoginkartoffeln

Für 2 Portionen • braucht etwas
mehr Zeit
⏱ 25 Min. + 30 Min. Garzeit

350 g Kartoffeln (geschält ca. 300 g) •
1 Eigelb • 1 TL Butter • Salz •
Muskat • Backpapier

● Den Backofen auf 175 Grad Umluft
(190 Grad Ober-/Unterhitze) vorheizen. Die Kartoffeln waschen,
schälen, vierteln und in Salzwasser
weich kochen. Wasser abschütten
und die Kartoffeln mit einem Kartoffelstampfer stampfen. Mit Butter,
Eigelb Salz, Muskat vermengen.

● Die Kartoffelmasse in einen
Spritzbeutel füllen und Tupfer auf
ein mit Backpapier ausgelegtes
Backblech spritzen. Die Herzogin-
kartoffeln im vorgeheizten Backofen
8–10 Min. bei 175 Grad Umluft
(190 Grad Ober-/Unterhitze) backen.

Nährwerte pro Portion
195 kcal • 4,9 g E • 7 g F • 26 g KH •
2,1 g Ba • 2 BE • Lipaseeinheiten:
14 000

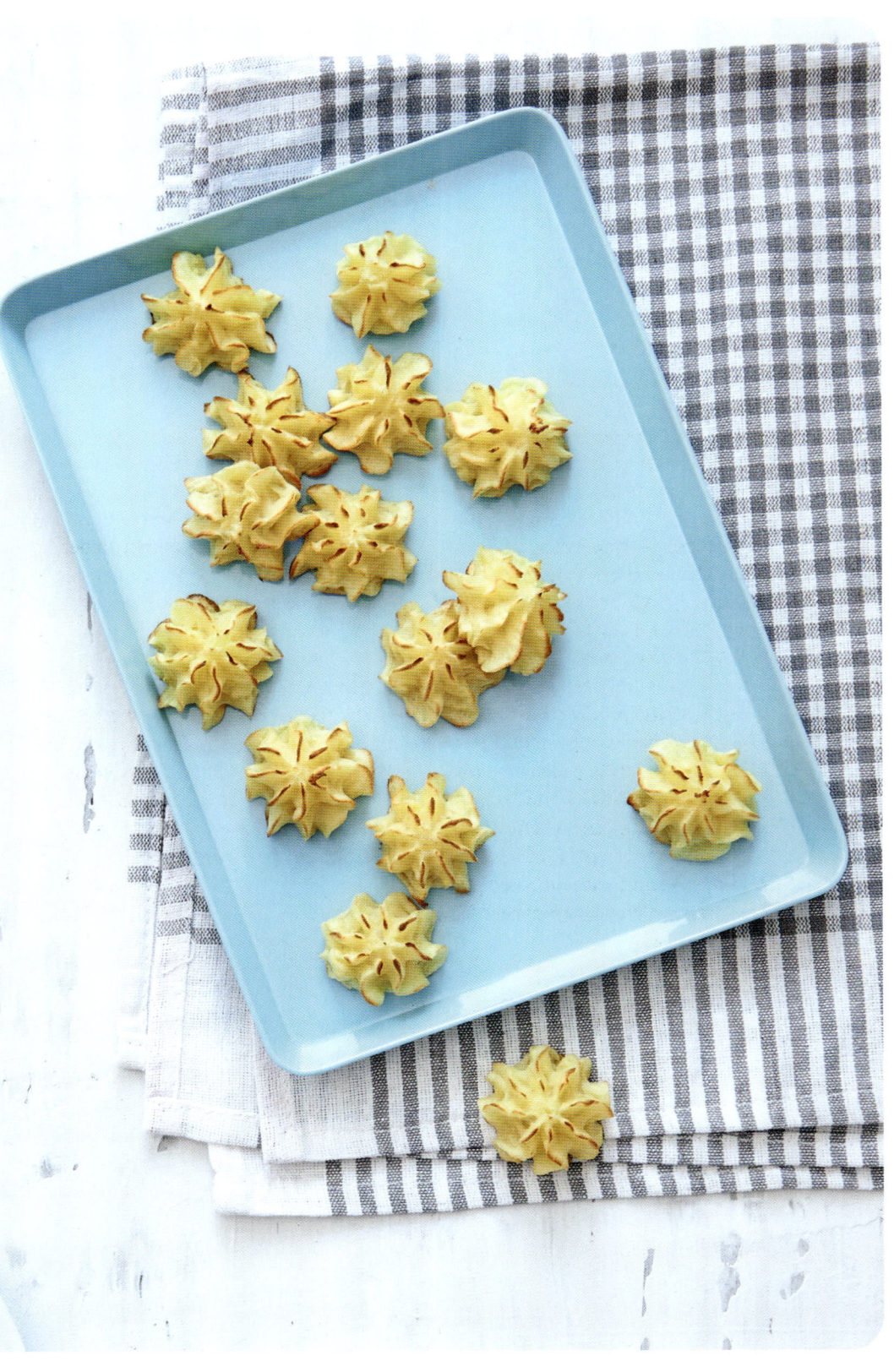

Verträgliche Version

Ratatouille

Für 2 Portionen • gelingt leicht
⊘ 15 Min. + 15 Min. Garzeit

½ Fenchelknolle • 1 kleine Aubergine • etwas Zitronensaft •
1 mittelgroße Zucchini • 3 Tomaten • 1 TL Olivenöl • Salz •
etwas Pfeffer • Oregano • Thymian

● Fenchel waschen, putzen und längs halbieren. Strunk keilförmig herausschneiden. Fenchel in feine Streifen schneiden. Die Aubergine schälen, in Würfel schneiden und mit Zitronensaft beträufeln. Zucchini waschen und würfeln.

● Den Tomaten-Stielansatz aus den Tomaten schneiden und die Haut einritzen. Für 10 Sek. in kochendes Wasser legen, kalt abschrecken und die Haut abziehen. Tomaten längs halbieren, mit einem Löffel entkernen und das Fruchtfleisch in Streifen schneiden.

● Fenchel im Olivenöl leicht andünsten, mit 3 EL Wasser ablöschen und den Deckel schließen. 5 Min. dämpfen. Auberginen und Zucchini zugeben und mit Salz, Pfeffer, Oregano und Thymian würzen.

● Unter ständigem Rühren 3 Min. bei mittlerer Hitze leicht anbraten. Zum Schluss die Tomatenstreifen unterheben, den Deckel wieder auf die Pfanne setzen und die Herdplatte ausschalten. Noch 5 Min. gar ziehen lassen.

Das passt dazu Ratatouille schmeckt mit Ciabatta und einem kleinen Putenschnitzel oder als Gemüsebeilage.

Nährwerte pro Portion
60 kcal • 2,8 g E • 3 g F • 5 g KH • 3 g Ba • 0 BE •
Lipaseeinheiten: 6000

Ungewöhnlich und lecker

Fadennudelkuchen

Für 4 Portionen als Beilage (2 Portionen als Hauptgericht) •
preisgünstig
⊘ 10 Min. + 25 Min. Garzeit

125 g Fadennudeln • Salz • 2 Eier • 100 ml Milch (1,5 % Fett) • Kräutersalz (Seite 97) • 50 g Schinkenwürfel, mager (mild geräuchert, 2 % Fett) • 1 TL Öl

● Fadennudeln in Salzwasser bissfest kochen. Milch, Eier und Kräutersalz gut verrühren. In einer beschichteten Pfanne die Schinkenwürfel bei geringer Hitze in etwas Öl anbraten.

● Die abgetropften Nudeln dazugeben und die Eiermilch darüber schütten. Deckel schließen und bei geringer Wärmezufuhr 20 Min. stocken lassen. Den Fadennudelkuchen auf ein Brett stürzen und in 8 Stücke schneiden.

Das passt dazu Mit Tomatensauce und Salat ein Hauptgericht.

Tipp Bei doppelter Menge empfiehlt es sich, den Fadennudelkuchen im Backofen in einer Auflaufform stocken zu lassen (140 Grad Ober-/Unterhitze).

Nährwerte pro Portion als Hauptgericht
360 kcal • 20,8 g E • 9 g F • 48 g KH • 2,1 g Ba • 4,5 BE •
Lipaseeinheiten: 18 000

Nährwerte pro Portion als Beilage
180 kcal • 10,4 g E • 4,5 g F • 24 g KH • 1 g Ba • 2,25 BE •
Lipaseeinheiten: 9000

❯ Fadennudelkuchen

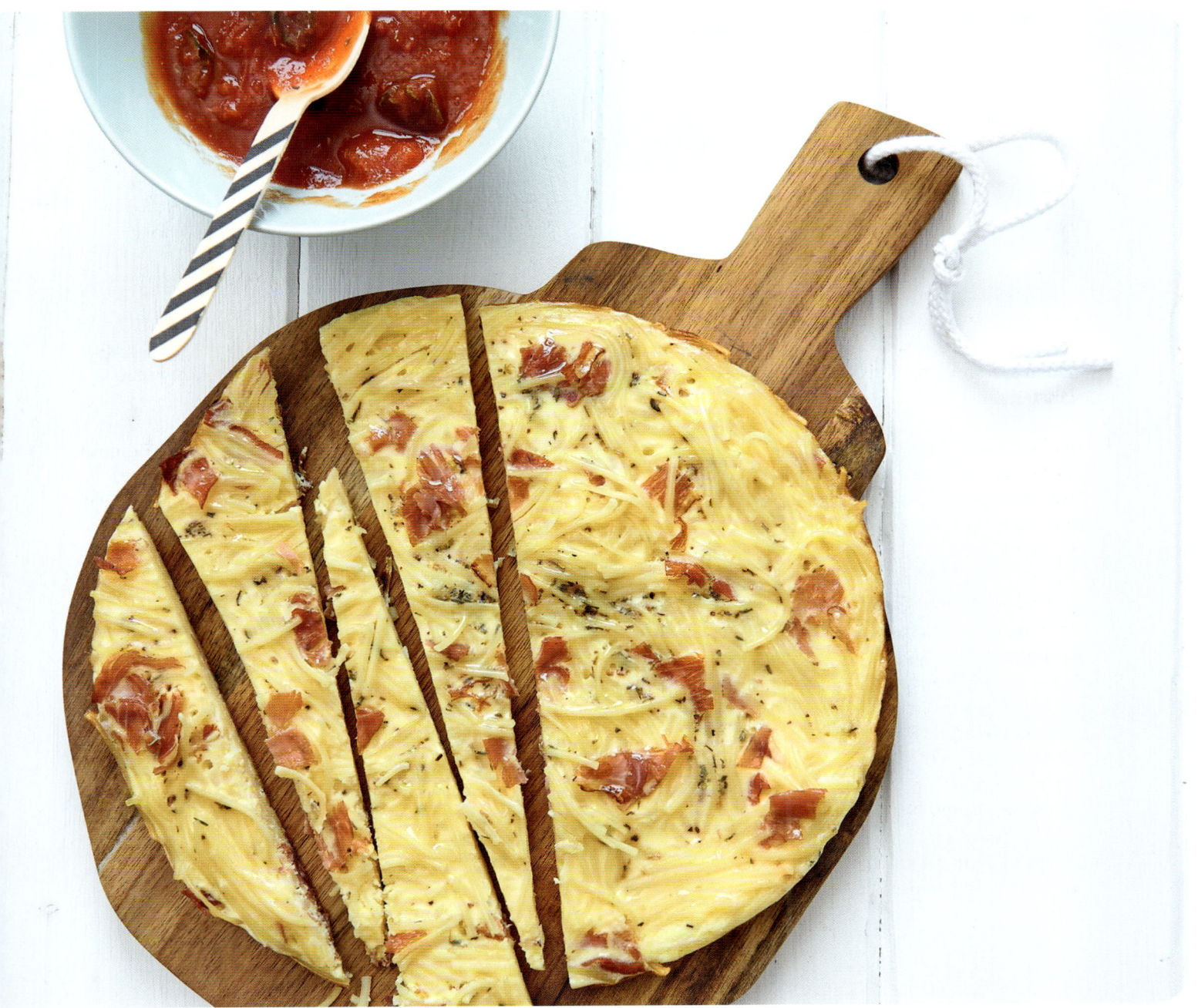

Für Italienliebhaber

Basilikumpesto

Für 6 Portionen • gelingt leicht
⊘ 10 Min.

2 Töpfe Basilikum (40 g Basilikum) • 3 EL Wasser oder Gemüsebrühe (Seite 96) • 2 EL Olivenöl • ¼ TL Speisestärke • Kräutersalz (Seite 97) oder Salz • etwas Schabzigerklee • etwas Pfeffer

● Basilikum samt Stielen abschneiden, waschen und in einer Salatschleuder oder in einem Geschirrtuch trocken schleudern. Basilikum grob zerteilen und mit dem Wasser und dem Öl in einem hohen Mixbecher pürieren.

● Basilkumsauce erhitzen, die Stärke in wenig kaltem Wasser anrühren, der Sauce unterrühren und kurz aufkochen lassen. Mit Salz und den Gewürzen abschmecken und sofort in ein heiß ausgespültes Glas füllen. Gut verschließen.

Tipp Das Pesto sollte, einmal geöffnet, bald verbraucht werden. Man kann es aber prima in einem Eiswürfelbehälter einfrieren.

Nährwerte pro Portion
35 kcal • 0 g E • 3 g F • 1 g KH • 0 g Ba • 0 BE • Lipaseeinheiten: 6000

Gemüsebrühe

Für 1 Liter • preisgünstig
⊘ 20 Min. + 1 Std. Garzeit

1 Möhre (100 g) • ¼ Sellerie (100 g) • ½ kleine Zucchini (50 g) • 100 g Blumenkohl oder Brokkoli • 50 g Petersilienwurzel (ersatzweise 3 Stängel Petersilie) • 1 Nelke • 2 Wacholderbeeren • ½ Lorbeerblatt • Salz • Muskat • 1 Zweig Liebstöckel (ersatzweise getrocknet) • 1 Tomate

● Möhre und Sellerie waschen, schälen und in kleine Würfel schneiden. Zucchini waschen und klein schneiden.

● ½ l kaltes Wasser aufsetzen und das Gemüse, die Kohlröschen und die Petersilienwurzel hineingeben. Alles aufkochen und dann auf kleiner Stufe leicht köcheln lassen. Nach 30 Min. die restlichen Zutaten dazugeben und weitere 30 Min. leicht kochen. Die Gemüsebrühe durch ein großes Haarsieb schütten und entweder gleich für eine Suppe weiterverwenden oder nach Erkalten in kleinen Portionen einfrieren.

Das passt dazu Als Einlage eignen sich Grieß, Reis, Nudeln, Grünkern, Hirse oder Haferflocken. Pro Portion (200 ml Brühe) benötigen Sie jeweils 10 g. (Achtung: Die Kohlenhydratmenge ist unterschiedlich hoch. Werfen Sie am besten einen Blick in die Kohlenhydrat-Austauschtabelle.) Wenn Sie Grieß, Grünkern, Hirse oder Haferflocken im Topf vor Zugabe der Brühe leicht anrösten, schmeckt die Suppe besonders lecker.

Tipp Die Brühe ist eine sehr gute Alternative, wenn Sie Fertigprodukte überhaupt nicht vertragen.

Nährwerte
Die Brühe muss nicht in die Nährwertberechnung einbezogen werden.

Gut für den Vorrat
Rinderbrühe

Für ca. 1 Liter • braucht etwas mehr Zeit
🕓 20 Min. + 3 Std. Garzeit

400 g Rinderknochen • 1 kleine Möhre • 1 kleines Stück
Sellerie (50 g) • 1 Zucchini (50 g) • 1 Petersilienwurzel •
1 kleines Lorbeerblatt • 1 Nelke • 1 Wacholderbeere •
3 Pfefferkörner • je 1 Zweig Petersilie, Liebstöckel,
Majoran • 1 Tomate • Salz • Muskat

● Die Rinderknochen abwaschen und in reichlich Wasser
einmal aufkochen lassen. Dann abgießen und die Knochen
kalt abwaschen. Die Knochen in 1½ l kaltes Wasser geben,
langsam aufkochen, abschäumen, Lorbeer, Nelke, Wacholderbeeren und Pfeffer zugeben und etwa 1 Std. leicht
köcheln lassen.

● Das Gemüse waschen, mit Küchengarn zusammenbinden und in die Brühe geben. Petersilie, Liebstöckel,
Majoran zusammenbinden und nach 45 Min. zusammen
mit der halbierten Tomate in die Suppe geben und weitere
30 Min. köcheln lassen

● Die Bouillon durch ein feines Sieb gießen und mit Salz
und Muskat abschmecken. Brühe abkühlen lassen und im
Kühlschrank kühlen. Am nächsten Tag kann das Fett nahezu vollständig entfernt werden.

Nährwerte pro Portion (200 ml entfettete Brühe)
5 kcal • 0,7 g E • 0,2 g F • 0,5 g KH • 0 g Ba • 0 BE •
Lipaseeinheiten: 0

Verträgliche Alternative
Kräutersalz

Für den Vorrat • gelingt leicht
🕓 5 Min.

100 g Salz • getrocknet und gemahlen: 1 TL Rosmarin •
1 TL Thymian • 1 TL Oregano • 1 TL Majoran • 1 TL Sellerie •
1 TL Basilikum • ½ TL Schabzigerklee • ½ TL Koriander •
¼ TL Pfeffer • ¼ TL Muskatnuss, gemahlen • ¼ TL Lorbeer

● Salz und Kräuter gut vermengen. Das Kräutersalz danach sofort in Behältern luftdicht verschließen und dunkel
lagern. So ist das Kräutersalz mindestens 1 Jahr haltbar.

Tipp Im Reformhaus oder Bioladen können Sie sehr gut
auch ungewöhnliche Gewürze kaufen. Ansonsten kann
man alle aufgeführten Gewürze im Internet bestellen.

Nährwerte
Die Brühe muss nicht in die Nährwertberechnung einbezogen werden.

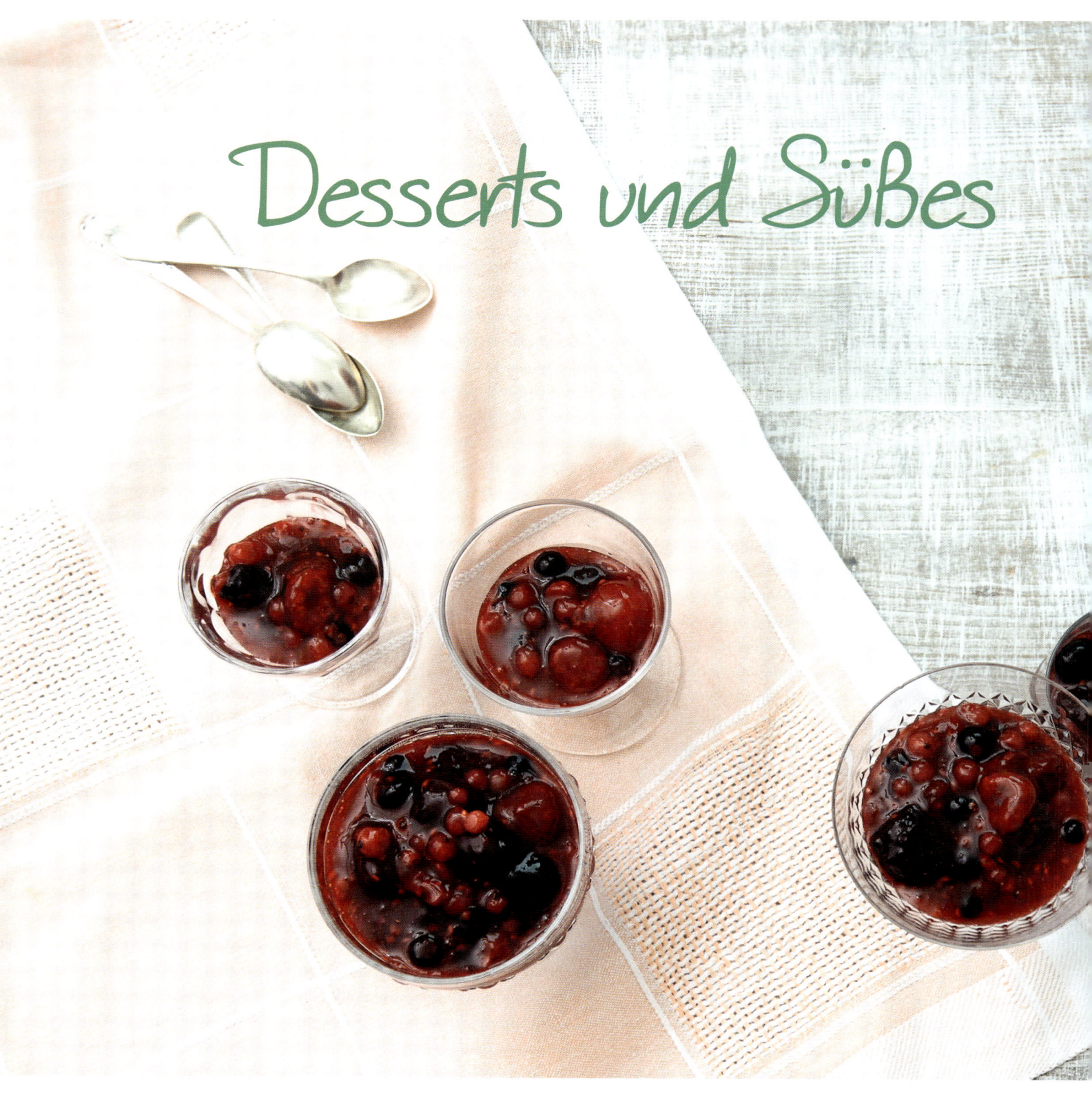

Desserts und Süßes

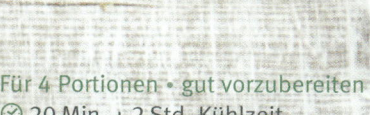

Mit Vanillejoghurt
Rote Grütze

Für 4 Portionen • gut vorzubereiten
⊘ 20 Min. + 2 Std. Kühlzeit

125 g Erdbeeren (geputzt ca. 100 g) • 100 g Himbeeren •
100 g Heidelbeeren • 100 ml Apfelsaft (ohne Zuckerzusatz) • 100 ml Wasser • 15 g Speisestärke • 100 g Naturjoghurt (1,5 % Fett) • Bourbon-Vanillepulver • etwas
flüssiger Süßstoff • Zitronenmelisse

● Die Beeren waschen, die Erdbeeren putzen und die
Früchte je nach Größe halbieren oder vierteln. Den
Apfelsaft mit dem Wasser in einem Topf mischen, etwas
davon abnehmen und darin die Stärke anrühren. Die
restliche Flüssigkeit aufkochen, die Stärke einrühren
und kurz aufkochen lassen. Die Früchte vorsichtig
unterrühren.

● Die Grütze etwas abkühlen lassen, süßen, in Portionsschälchen füllen und kalt stellen. Den Joghurt mit
Vanille und Süßstoff verrühren und vor dem Servieren
auf die 4 Portionen verteilen. Mit Beeren und Zitronenmelisseblättchen garnieren.

Variante Im Winter kann man sehr gut tiefgekühlte
Früchte verwenden.

Nährwerte pro Portion
65 kcal • 3,5 g E • 2 g F • 12 g KH • 2,9 g Ba • 1 BE •
Lipaseeinheiten: 4000

Nicht so mächtig
Vanille-Quarkflammeri

Für 2 Portionen • gut vorzubereiten
⊘ 10 Min.

15 g Vanillepuddingpulver • 200 ml Milch (1,5 % Fett) •
100 g Magerquark oder Cremequark (0,1 % Fett) • Bourbon-
Vanillepulver • etwas flüssiger Süßstoff • Zitronenmelisseblättchen

● Das Puddingpulver in etwas Milch anrühren, die restliche Milch aufkochen. Den Topf von der Kochstelle nehmen, das angerührte Pulver unter Rühren dazugeben und
noch einmal kurz aufkochen lassen. Abkühlen lassen und
dabei immer wieder umrühren, damit sich keine Haut
bildet.

● Den Quark glatt rühren, den Flammeri löffelweise
unterheben, mit Vanille und Süßstoff abschmecken.
In Glasschälchen füllen und kühlen.

Das passt dazu Nach Belieben mit Zimt, Melisseblättchen
oder etwas Kakaopulver garnieren.

Variante Die Quarkcreme lässt sich gut mit verschiedenen
Obstsorten kombinieren.

Nährwerte pro Portion
115 kcal • 10,2 g E • 2 g F • 14 g KH • 0 g Ba • 1 BE •
Lipaseeinheiten: 4000

Fett- und zuckerarm
Tiramisu

Für 4 Portionen • gut vorzubereiten
⊘ 10 Min. + 2–3 Std. Kühlzeit

5 Scheiben Zwieback • ½ Tasse kalter, koffeinfreier Kaffee • 250 g Quark (20 % Fett) • 200 g Vanille-Naturjoghurt (1,5 % Fett) • etwas Bourbon-Vanillepulver • etwas flüssiger Süßstoff • etwas Kakao

● Zwieback in eine eckige Form legen, mit dem Kaffee tränken. Den Quark mit dem Vanillejoghurt und etwas Vanillepulver gut verrühren, mit dem Süßstoff abschmecken und über den Zwieback verteilen.

● Das Tiramisu 2–3 Std. im Kühlschrank durchziehen lassen. Vor dem Servieren dünn mit Kakao bestäuben.

Tipp Wenn keine BE-Berechnung nötig ist oder eine größere Kohlenhydratmenge möglich, können Sie 2 Schichten Zwieback verwenden. Zum Süßen oder Tränken des Zwiebacks eignet sich anstelle von Kaffee auch ein Amarettosirup. Dieser Sirup ist allerdings sehr zuckerhaltig.

Nährwerte pro Portion
155 kcal • 10,7 g E • 5 g F • 18 g KH • 0,6 g Ba • 1,5 BE • Lipaseeinheiten: 10 000

Gute Kombination
Apfelquark

Für 2 Portionen • preisgünstig
⊘ 10 Min. + 2 Min. Garzeit

250 g Äpfel (geschält und geputzt 200 g) • 1 TL Zitronensaft • 125 g Quark (20 % Fett) • Bourbon-Vanillepulver • Zimt • etwas flüssiger Süßstoff

● Die Äpfel waschen, schälen und grob raspeln. Mit dem Zitronensaft vermischen und in der Mikrowelle bei 100 % Leistung 30 Sek. garen. Alternativ in einem kleinen Topf bei milder Hitze kurz dünsten. Abkühlen lassen.

● Den Quark und die Äpfel gut verrühren und mit Vanille, Zimt und Süßstoff abschmecken. In Portionsschälchen füllen, kühlen und vor dem Servieren mit etwas Zimtpulver bestäuben.

Variante Wenn roher Apfel vertragen wird, kann das Garen der geraspelten Äpfel wegfallen.

Nährwerte pro Portion
125 kcal • 8,1 g E • 3 g F • 15 g KH • 1,8 g Ba • 1 BE • Lipaseeinheiten: 6000

Schöne Alternative
Gelbe Grütze

Für 4 Portionen • gut vorzubereiten
⊘ 15 Min. + 2 Std. Kühlzeit

1 Kiwi (geschält 100 g) • 1 Birne (geschält und geputzt 150 g) • 1 kleine Mango (geschält und ohne Kern 150 g) • 100 ml Orangensaft (ohne Zuckerzusatz) • 100 ml Wasser • 15 g Speisestärke • flüssiger Süßstoff und etwas Quark zum Garnieren

● Das Obst waschen, schälen, abwiegen und in kleine Würfel schneiden. Orangensaft und Wasser in einem Topf mischen, etwas abnehmen und darin die Stärke anrühren. Die restliche Flüssigkeit aufkochen, die Stärke einrühren, kurz aufkochen lassen, die Früchtewürfel dazugeben und vorsichtig unterrühren.

● Die Grütze etwas abkühlen lassen und dann süßen. In Portionsschälchen füllen und kalt stellen. Nach Belieben mit einer halben Kiwischeibe und einem Klecks gesüßtem Quark garnieren.

Nährwerte pro Portion
80 kcal • 1 g E • 1 g F • 17 g KH • 3 g Ba • 1,5 BE • Lipaseeinheiten: 2000

Ein echter Leckerbissen

Gedünstete Apfelspalten mit Vanillesauce

Für 4 Portionen • preisgünstig
🕐 10 Min. + 10 Min. Garzeit

500 g feste, säuerliche Äpfel, z. B. Braeburn (geputzt 400 g) • 20 ml Apfelsaft • 1 Zimtstange • 200 ml Milch (1,5 % Fett) • 12 g Vanillepuddingpulver • etwas flüssiger Süßstoff

● Die Äpfel waschen, vierteln, das Kerngehäuse entfernen und in Spalten schneiden. Apfelspalten in einen breiten Topf legen, den Apfelsaft und die Zimtstange dazugeben und in ca. 5–10 Min. bissfest garen. Nach Bedarf noch etwas Wasser zugeben. Im Topf abkühlen lassen.

● Für die Vanillesauce das Puddingpulver in etwas Milch anrühren, restliche Milch aufkochen. Den Topf von der Kochstelle nehmen, das angerührte Pulver unter Rühren dazugeben und noch einmal kurz aufkochen lassen.

● Abkühlen lassen und dabei immer wieder umrühren, damit sich keine Haut bildet. Die Sauce mit Süßstoff abschmecken. Die Apfelspalten kranzförmig auf einem Teller anrichten und die Vanillesauce in die Mitte gießen.

Tipp Je nach Verträglichkeit kann das Dessert pro Portion mit ca. 1 TL gehobelten Mandeln (5 g), gehackten Walnüssen oder Sonnenblumenkernen bestreut werden. Es schmeckt auch sehr gut, wenn die Apfelspalten noch lauwarm sind.

Nährwerte pro Portion
90 kcal • 2,1 g E • 1 g F • 19 g KH • 1,8 g Ba • 1,5 BE • Lipaseeinheiten: 2000

Mit Zimt gewürzt

Gedünstete Birne auf Schokoladensauce

Für 4 Portionen • gelingt leicht
🕐 10 Min. + 10 Min. Garzeit

450 g Birnen (geschält und geputzt 340 g) • 200 ml Milch (1,5 % Fett) • 12 g Schokopuddingpulver • 1 Zimtstange • etwas flüssiger Süßstoff

● Die Birnen schälen, halbieren, Kerngehäuse entfernen und in etwas Wasser mit Zimtstange, Zitronensaft und Süßstoff bissfest garen, zugedeckt abkühlen lassen.

● Das Puddingpulver in etwas Milch anrühren, die restliche Milch aufkochen. Den Topf von der Kochstelle nehmen, das angerührte Pulver unter Rühren zugeben, nochmals kurz aufkochen und dann abkühlen lassen. Dabei immer wieder umrühren, damit sich keine Haut bildet. Mit flüssigem Süßstoff nach Geschmack süßen.

● Die Schokoladensauce auf 2 kleine Teller verteilen, die Birnenhälften etwas abtropfen lassen und auf der Sauce anrichten.

Variante Je nach Verträglichkeit kann das Dessert mit etwas geschlagener Sahne und/oder ein paar Mandelstiften als »Igel« garniert werden. Wenn es schnell gehen muss, eignen sich auch Birnen aus der Konserve ohne Zuckerzusatz.

Nährwerte pro Portion
80 kcal • 2,2 g E • 1 g F • 16 g KH • 2,4 g Ba • 1,5 BE • Lipaseeinheiten: 2000

Schmeckt toll

Quarkcreme mit Basilikum-Erdbeeren

Für 4 Portionen • braucht etwas mehr Zeit
⊘ 15 Min. + 3–4 Std. Kühlzeit

2 Blatt weiße Gelatine • 250 g Magerquark • 50 ml Milch (1,5 % Fett) • Bourbon-Vanillepulver • 40 ml Sahne • 250 g Erdbeeren (geputzt 225 g) • 30 g Zucker • etwas flüssiger Süßstoff • 1 Stängel Basilikum

● Die Gelatine in kaltem Wasser einweichen. Quark mit der Milch, der Vanille und der Hälfte des Zuckers verrühren. Die Sahne steif schlagen.

● Die Gelatine ausdrücken, in einem kleinen Topf bei kleiner Hitze auflösen. Einen Löffel der Quarkcreme unter die Gelatine rühren, dann diese Mischung unter die Quarkcreme ziehen. Die Sahne locker unterheben. Eventuell mit etwas Süßstoff nachsüßen. Die Creme in kalt ausgespülte Förmchen oder Tassen füllen und abgedeckt für mindestens 3–4 Std. kalt stellen.

● Die Erdbeeren waschen, putzen und je nach Größe halbieren oder vierteln. Mit dem restlichen Zucker vermischen und etwas durchziehen lassen. Basilikum waschen, trocken tupfen und die Blätter klein schneiden. Unter die Erdbeeren heben.

● Die Förmchen kurz in heißes Wasser tauchen und die Creme in die Mitte von Desserttellern stürzen. Die Erdbeeren rund um die Creme anrichten, als Garnitur sieht ein Basilikumblättchen schön aus.

Nährwerte pro Portion
130 kcal • 10,2 g E • 4 g F • 14 g KH • 1,2 g Ba • 1 BE • Lipaseeinheiten: 8000

Herrlich erfrischend

Dickmilch auf Mandarinengelee

Für 4 Portionen • gut vorzubereiten
⊘ 15 Min. + 2 Std. Kühlzeit

2 Blatt weiße Gelatine • 2 Mandarinen (ca. 150 g Mandarinenfilets oder ungezuckerte aus der Konserve) • 130 ml Wasser • 170 ml Orangensaft (ohne Zuckerzusatz) • 250 g Dickmilch (3,5 % Fett) • Bourbon-Vanillepulver • etwas flüssiger Süßstoff

● Gelatine in 130 ml Wasser einweichen. Mandarinen schälen, in Filets teilen und diese halbieren. Konservenfrüchte abschütten, ebenfalls abwiegen, je nach Größe halbieren. Die Mandarinen auf 4 Portionsschälchen verteilen.

● Die Gelatine gut ausdrücken und dann auf dem Herd bei geringer Hitze auflösen. Den Orangensaft dazugeben, mit Süßstoff abschmecken und die Flüssigkeit über den Mandarinen verteilen. Im Kühlschrank mindestens 2 Std. fest werden lassen.

● Die Dickmilch glatt rühren, mit Vanille und Süßstoff abschmecken und auf das Gelee geben. Vor dem Servieren mit Mandarinenfilets garnieren.

Tipp Das Mandarinengelee ist auch ohne Dickmilch ein erfrischendes Dessert. Bei Verwendung von 250 g Mandarinen hat dann eine Portion ebenfalls 1 BE.

Nährwerte pro Portion
80 kcal • 3,6 g E • 3 g F • 10 g KH • 0,7 g Ba • 1 BE • Lipaseeinheiten: 6000

❯ Quarkcreme mit Basilikum-Erdbeeren

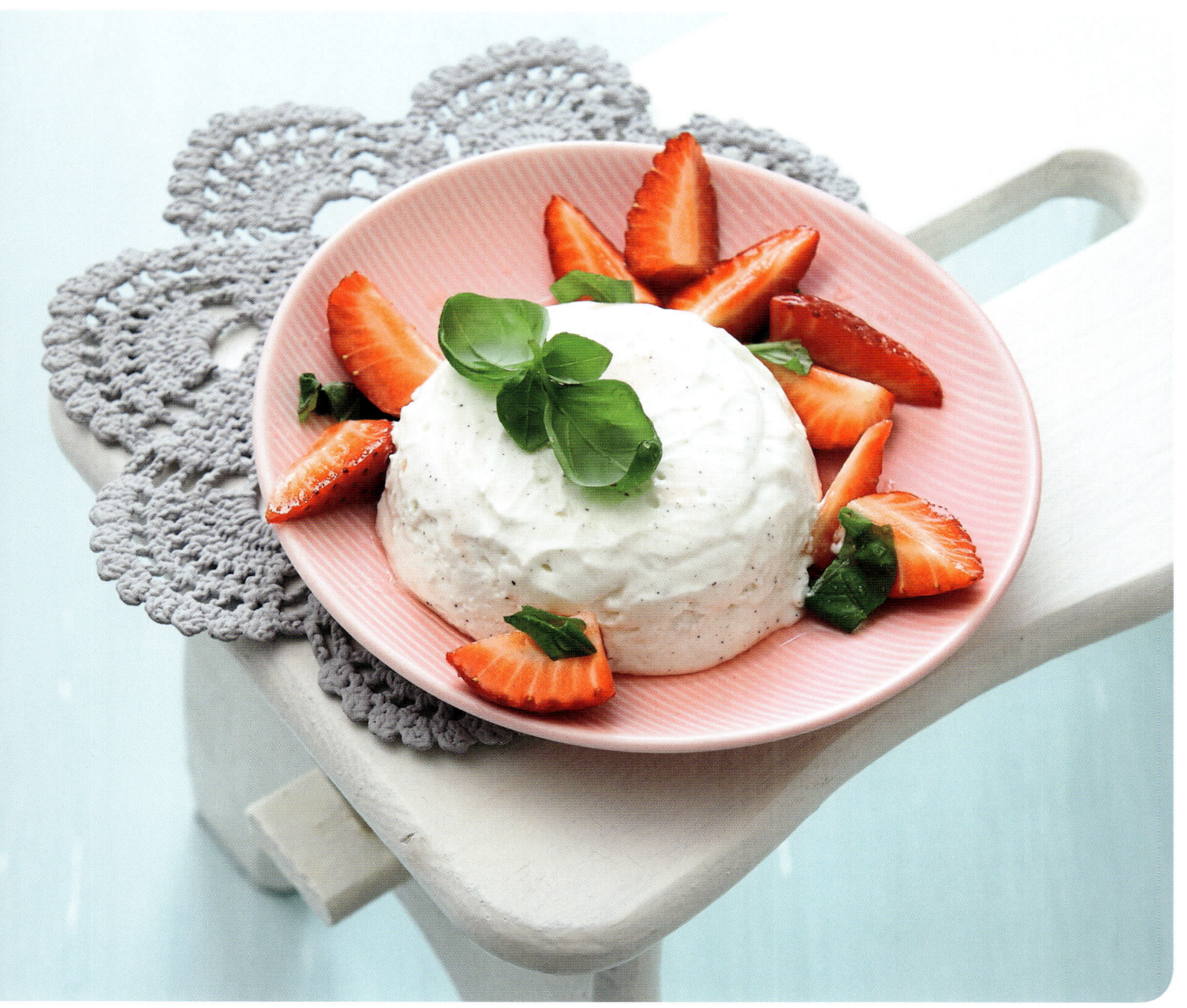

Köstliche Mehlspeise

Aprikosenknödel

Für 4 Portionen • braucht etwas mehr Zeit
⊘ 35 Min. + 40 Min. Garzeit

600 g mehligkochende Kartoffeln (geschält 500 g) •
180 g Aprikosen aus der Dose (ohne Zuckerzusatz) • Salz •
100 g Mehl • 2 Eigelb • 40 g Zucker • 40 g Semmelbrösel •
40 g Butter oder Margarine • gemahlener Zimt

● Die Kartoffeln schälen, waschen und in Salzwasser gar
kochen. Das Wasser abschütten und die Kartoffeln gut
ausdampfen lassen. Anschließend durch eine Kartoffel-
oder Spätzlepresse drücken. Etwas abkühlen lassen.

● Die Aprikosen in einem Sieb abtropfen lassen und
je nach Größe vierteln. In einem breiten, großen Topf
Salzwasser zum Kochen bringen.

● Mehl, Eigelb und Zucker zu der Kartoffelmasse geben
und alles zu einem glatten Teig verkneten. Eine Rolle formen und diese in 12 Scheiben schneiden. In jede Scheibe
mit feuchten Händen eine Mulde drücken und diese jeweils mit einem Stück Aprikose füllen. Den Teig darüber-
klappen, zusammendrücken und zu runden Knödeln
formen.

● Die Knödel in das siedende Wasser geben und bei geringer Hitze mindestens 15 Min. gar ziehen lassen. Die
Butter in einer Pfanne zerlaufen lassen, die Semmelbrösel
und nach Belieben Zimt zugeben, warm halten. Die Knödel
mit den Butterbröseln anrichten.

Nährwerte pro Portion
375 kcal • 8,5 g E • 12 g F • 52 g KH • 4,3 g Ba • 4,5 BE •
Lipaseeinheiten: 24 000

Ein leckeres, süßes Gericht

Grießnocken
mit Apfelkompott

Für 2 Portionen • preisgünstig
⊘ 15 Min. + 15 Min. Garzeit

250 g Äpfel, z. B. Elstar oder Jonagold (geputzt 200 g) •
etwas Zitronensaft • etwas Zimt • flüssiger Süßstoff nach
Bedarf • 50 g weiche Margarine • 20 g Puderzucker • 1 Ei •
125 g Magerquark • 75 g Hartweizengrieß • abgeriebene
Schale von ½ unbehandelten Zitrone • etwas Bourbon-
Vanillepulver

● Die Äpfel waschen, vierteln, die Kerngehäuse entfernen.
Die Äpfel in kleine Würfel schneiden und mit etwas
Wasser und Zitronensaft weich kochen. Mit Zimt und
evtl. Süßstoff abschmecken und abkühlen lassen.

● Margarine, Puderzucker und Ei schaumig rühren, Quark,
Grieß, Vanille und Zitronenschale unterheben. In einem
Topf Wasser, gesüßt mit Süßstoff, zum Kochen bringen.
Mit 2 Teelöffeln kleine Nocken aus der Masse formen (für
größere Nocken 2 Esslöffel verwenden) und in dem leicht
siedenden Wasser 6–8 Min. garen. Die Nocken herausnehmen und sofort mit dem Apfelkompott servieren.

Variante Anstelle des Apfelkompotts passen auch Frucht-
pürees aus Erdbeeren, Himbeeren oder Heidelbeeren gut
zu den Grießnocken. Wenn es schnell gehen muss, können
Sie auch fertiges Apfelmus verwenden.

Nährwerte pro Portion
480 kcal • 16,3 g E • 24 g F • 51 g KH • 4,5 g Ba • 4 BE •
Lipaseeinheiten: 48 000

❯ Aprikosenknödel

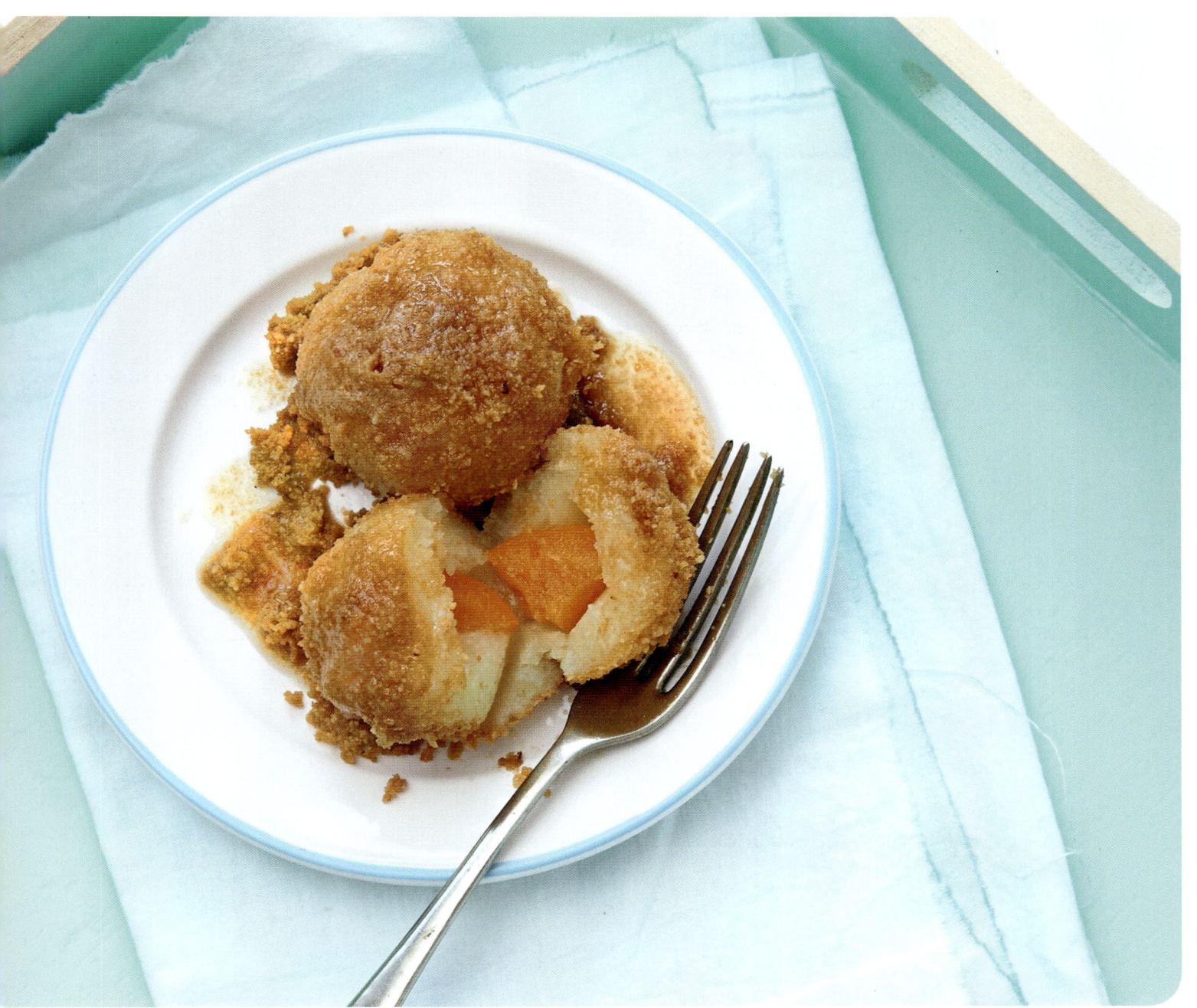

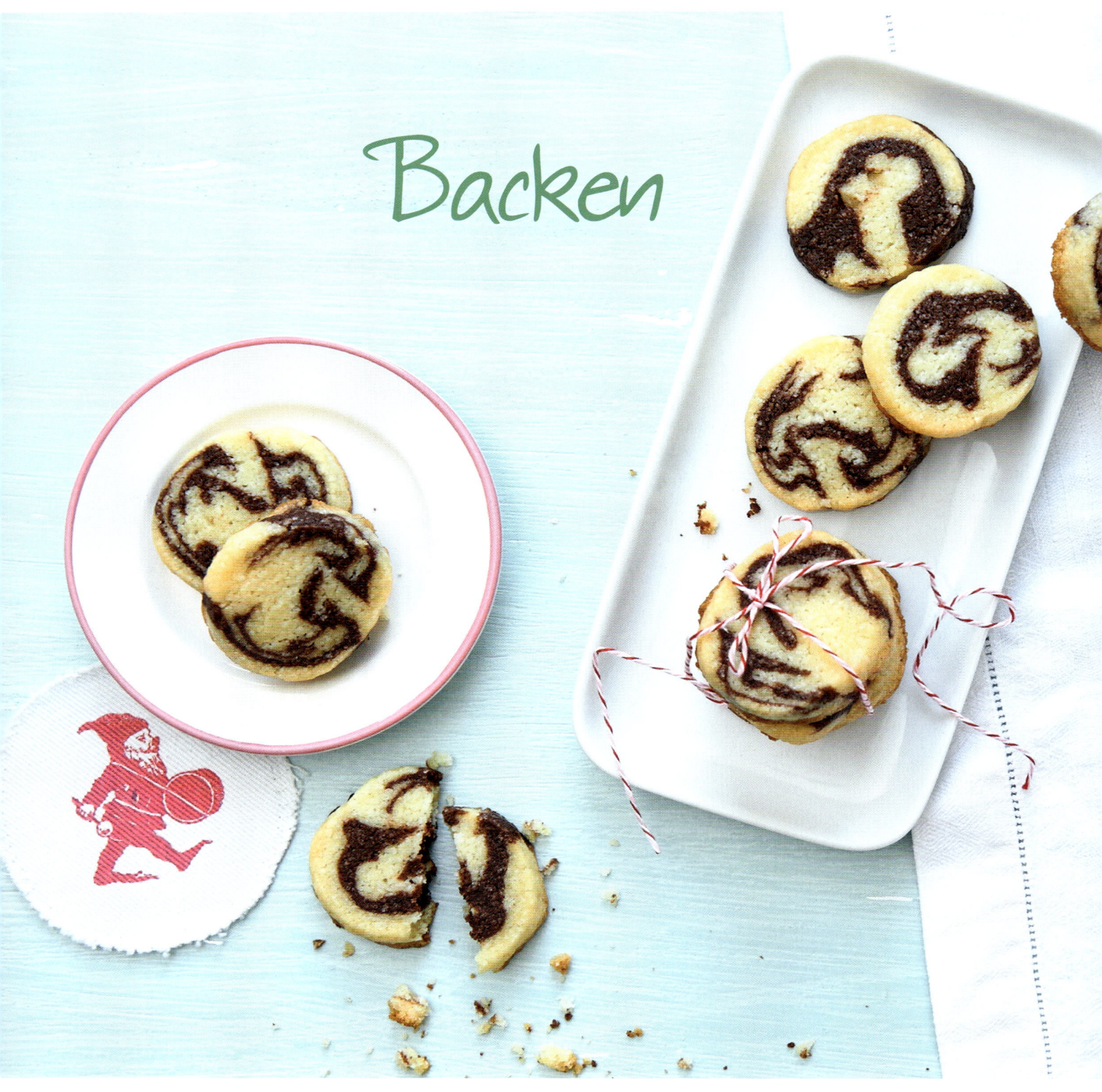

Backen

Anstelle von Marmorkuchen
Marmorplätzchen

Für 28 Stück • preisgünstig
⏱ 45 Min. + 15 Min. Backzeit

125 g Mehl • ½ gestr. TL Backpulver • 80 g Zucker •
2 TL Wasser • 1 Prise Salz • 75 g kalte Butter •
1 gestr. EL Kakao

● Mehl und Backpulver in einer Schüssel mischen und
eine Vertiefung hineindrücken. Zucker, Salz und Wasser
hineingeben und mit etwas Mehl zu einem dicken Brei
rühren. Die Butter klein schneiden, dazugeben und alles
schnell zu einem glatten Teig verkneten.

● Den Backofen auf 175–200 Grad Ober-/Unterhitze
(160–180 Grad Umluft) vorheizen. Den Kakao sieben
und unter ⅓ des Teiges kneten. Beide Teige miteinander
verkneten (nicht zu sehr, da sonst der ganze Teig dunkel
wird). Aus dem marmorierten Teig eine etwa 3 cm
dicke Rolle formen und kalt stellen.

● Die Rolle in 28 Scheiben schneiden und diese
auf einem mit Backpapier ausgelegten Backblech
auf der mittleren Schiene 10–15 Min. backen.

Tipp Wenn Sie wegen der BE-Berechnung genau
30 gleich große Plätzchen brauchen, wiegen Sie den
fertigen Teig ab, teilen das Gewicht durch 30 und
wiegen dann ein »Musterplätzchen« ab.

Nährwerte pro Stück
50 kcal • 0,5 g E • 2 g F • 6 g KH • 0,2 g Ba • 0,5 BE •
Lipaseeinheiten: 4000

Schnell gemacht
Biskuitplätzchen

Für 40 Stück • preisgünstig
⏱ 10 Min. + 7 Min. Backzeit

2 Eier • 2 EL warmes Wasser • 100 g Zucker • 75 g Mehl •
50 g Speisestärke • ½ TL Backpulver
Nach Geschmack: Zitronenöl oder Zitronenschalenpulver •
Bittermandelöl • koffeinfreier Instantkaffee • Zimtpulver •
Vanille • Kakaopulver

● Den Backofen auf 170 Grad Umluft vorheizen.

● Eier und Wasser mit einem Handrührgerät auf höchster
Stufe 1 Min. schaumig schlagen. Zucker einstreuen und
noch 3 Min. weiterschlagen. Mehl mit Stärke und Backpulver mischen, auf die Eiercreme sieben und mit einem
Schneebesen locker unterheben.

● **Zitronen- oder Bittermandelgeschmack:** Das Aroma oder
Pulver gleich zu Eigelb und Zucker geben.

● **Kaffee:** Den Instantkaffee in dem Wasser auflösen.

● **Zimt, Vanille oder Kakao:** Die Zutaten mit dem Mehl
vermischen.

● 2 Backbleche mit Backpapier auslegen. Mit einem
Teelöffel kleine Häufchen auf die Bleche setzen und die
Plätzchen 6–7 Min. backen.

Nährwerte pro Stück
25 kcal • 0,6 g E • 0 g F • 5 g KH • 0 g Ba • 0,5 BE •
Lipaseeinheiten: 0

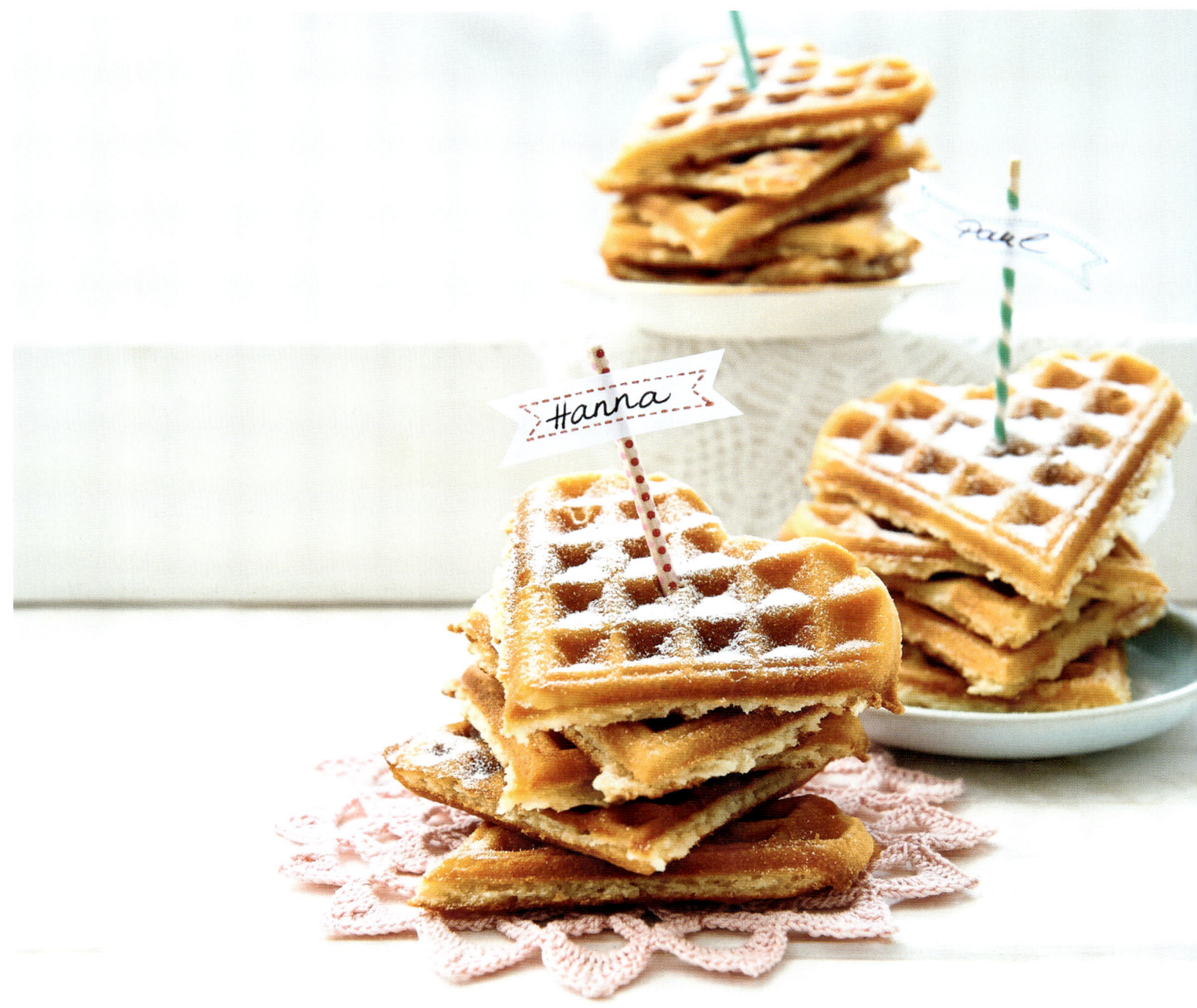

Fettarme Variante
Waffeln

Für 6 Herzwaffeln • geht schnell
◷ 20 Min.

3 Eier • 50 g Zucker • 1 EL Rapsöl • 175 ml Milch (1,5 %
Fett) • 120 g Weizenmehl Type 1050 • Bourbon-Vanillepulver • Zitronenöl oder Zimt oder Lebkuchengewürz •
etwas Öl

● Die Eier trennen und die Eigelbe mit Zucker, Öl und
Milch gut verrühren. Das Mehl und eine der Geschmacks-
zutaten unterrühren. Eiklar zu Schnee schlagen und locker
unterheben.

● Das Waffeleisen aufheizen, vor dem Backen der ersten
Waffel die Backflächen mit etwas Öl einpinseln. Die Waffeln hellbraun backen und sofort servieren. Nach Belieben
mit etwas Puderzucker bestäuben.

Das passt dazu Erdbeeren, Aprikosen- oder Pfirsich-
kompott, Apfelmus. Je nach Verträglichkeit schmeckt zu
den Waffeln auch etwas geschlagene Sahne sehr lecker.

Nährwerte pro Herzwaffel
176 kcal • 6,7 g E • 6 g F • 23 g KH • 1,1 g Ba • 2 BE •
Lipaseeinheiten: 12 000

Leichte, saftige Muffins
Möhrenmuffins

Für 12 Stück • preisgünstig
◷ 20 Min. + 20 Min. Backzeit

2 mittelgroße Möhren • 200 g Weizenmehl (Type 405 oder
1050) • 2 TL Backpulver • ½ TL Natron • ½ TL Zimt • 20 g
feine Haferflocken • 50 g gemahlene Haselnüsse oder
Mandeln • 1 Ei • 100 g Rohrzucker • 80 ml Rapsöl • 120 ml
Buttermilch

● Den Backofen auf 200 Grad Ober-/Unterhitze (180 Grad
Umluft) vorheizen. Möhren waschen, putzen und fein ras-
peln. Mehl mit Backpulver, Natron, Zimt, Haferflocken und
Nüssen mischen.

● In einer zweiten Schüssel das Ei mit dem Zucker schaumig schlagen, Öl und Buttermilch unterrühren. Die Mehl-
mischung locker unterheben.

● Die Vertiefungen eines Muffinbleches ausfetten oder
mit Papierförmchen auslegen. Die Vertiefungen zu ⅔ mit
Teig füllen.

● Die Muffins auf der zweiten Schiene von unten
ca. 20 Min. backen. Aus dem Ofen nehmen, 5–10 Min.
auskühlen lassen und dann aus dem Blech nehmen.

Nährwerte pro Stück
200 kcal • 4 g E • 10 g F • 22 g KH • 1,7 g Ba • 2 BE •
Lipaseeinheiten: 8000

Gut abzuwandeln
Heidelbeerküchlein mit Zimtstreuseln

Für 8 Stück • geht schnell
🕐 30 Min. + 15 Min. Backzeit

Für den Quark-Öl-Teig: 125 g Magerquark • 40 g Zucker • etwas Bourbon-Vanillepulver • abgeriebene Schale von ½ unbehandelten Zitrone • 5 EL Milch (1,5 % Fett) • 2 EL Sonnenblumenöl • 200 g Mehl • ½ Packung Backpulver • 250 g Heidelbeeren (frisch oder tiefgekühlt)
Für die Streusel: 4 Scheiben Zwieback (40 g) • 25 g Halbfettbutter • 1 EL Mehl • ½ TL Zimt

● Für den Teig den Quark mit dem Zucker, Vanille, Zitronenschale, Milch und Öl gut verrühren. Mehl mit Backpulver mischen und nach und nach zunächst mit dem Handrührgerät unterrühren, dann von Hand unterkneten. Nicht zu lange kneten, der Teig klebt sonst schnell.

● Frische Heidelbeeren waschen und abtropfen lassen. Tiefgekühlte Früchte etwas antauen und abtropfen lassen. Den Backofen auf 180 Grad Umluft vorheizen. Auf einer bemehlten Arbeitsfläche den Teig zu einer Rolle formen, diese in 8 Teile schneiden und daraus Kreise von ca. 12 cm Durchmesser ausrollen. Die Taler auf 2 mit Backpapier ausgelegte Backbleche legen.

● Für die Streusel den Zwieback in einem verschlossenen Plastikbeutel mit einem Nudelholz fein zerbröseln. Mit den übrigen Zutaten zu Streuseln verkneten. Die Beeren auf dem Teig verteilen. Große, frische Früchte evtl. halbieren. Die Streusel aufstreuen. Die Küchlein ca. 15 Min. backen.

Nährwerte pro Stück
195 kcal • 5,9 g E • 5 g F • 31 g KH • 2,5 g Ba • 2,5 BE • Lipaseeinheiten: 10 000

Saftiger Blechkuchen
Apfelschnitten

Für 20 Stücke • preisgünstig
🕐 45 Min. + 30 Min. Backzeit

Für den Teig: 200 g Mehl • 80 g Speisestärke • 80 g Halbfettbutter • 1 gestr. TL Backpulver • etwas abgeriebene Zitronenschale • 80 g Zucker • 1 Prise Salz • 1 Ei • etwas Margarine zum Ausfetten
Für den Belag: 1,2 kg säuerliche Äpfel, z. B. Boskop, ersatzweise Elstar oder Jonagold (geschält und geputzt 900 g) • Saft von 1 Zitrone • 1 Packung Vanillepuddingpulver • 400 ml Apfelsaft • etwas flüssiger Süßstoff

● Für den Teig Mehl, Stärke und Backpulver in einer Schüssel mischen, die restlichen Zutaten dazugeben und alles zu einem glatten Teig kneten. Ein Backblech fetten, den Teig darauf verteilen und mit den Händen leicht andrücken. Den Backofen auf etwa 160 Grad Umluft (175 Grad Ober-/Unterhitze) vorheizen.

● Für den Belag die Äpfel waschen, schälen, halbieren, entkernen, grob raspeln und mit dem Zitronensaft mischen. Das Puddingpulver mit ein paar Löffeln des Apfelsafts anrühren und den restlichen Saft in einem Topf aufkochen. Das angerührte Pulver unter Rühren dazugeben und kurz aufkochen lassen.

● Die geraspelten Äpfel unterheben und die Masse nach Geschmack mit etwas Süßstoff abschmecken. Auf dem Teig verteilen und glatt streichen. Den Kuchen auf der mittleren Schiene 30 Min. backen. Das Backblech auf ein Kuchengitter stellen und Kuchen abkühlen lassen. Erst dann in Stücke schneiden.

Nährwerte pro Stück
125 kcal • 1,8 g E • 2 g F • 23 g KH • 1,3 g Ba • 2 BE • Lipaseeinheiten: 4000

Die Mühe lohnt sich
Quark-Apfel-Kuchen

Für 20 Stücke • preisgünstig
🕑 30 Min. + 1 Std. Backzeit

Für den Quark-Öl-Teig: 150 g Magerquark • 6 EL Milch
(1,5 % Fett) • 6 EL Rapsöl • 75 g Zucker • Bourbon-Vanillepulver • 300 g Mehl • 1 Packung Backpulver
Für den Belag: 1,2 kg Äpfel, z. B. Boskop oder Elstar
(geschält und geputzt 900 g) • 1 EL Zitronensaft • 100 g
Margarine • 70 g Zucker • Bourbon-Vanillepulver • 3 Eier •
½ Fläschchen Zitronenaroma • 500 g Magerquark •
40 g Hartweizengrieß • nach Verträglichkeit 50 g Mandelblättchen

● Für den Teig Quark mit Milch, Öl, Zucker und Vanille
glatt rühren. Mehl mit Backpulver mischen, etwa die Hälfte unter das Quarkgemisch rühren, den Rest unterkneten.
Ein Backblech einfetten oder mit Backpapier auslegen und
den Teig darauf ausrollen.

● Äpfel waschen, schälen, vierteln, entkernen, in feine
Scheiben schneiden und mit dem Zitronensaft mischen.
Dann auf dem Teig verteilen. Den Backofen auf 170 Grad
Ober-/Unterhitze (155 Grad Umluft) vorheizen.

● Die Eier trennen, das Eiklar zu Schnee schlagen. Die
Eigelbe mit der Margarine, dem Zucker, Vanille und Zitronenaroma schaumig rühren. Den Quark und den Grieß
unterrühren und zum Schluss den Eischnee locker unterheben. Die Quarkmasse auf den Äpfeln verteilen und
glatt streichen. Die Mandelblättchen aufstreuen und den
Kuchen auf der mittleren Schiene etwa 1 Std. backen.

Nährwerte pro Stück ohne Mandelblättchen
210 kcal • 7,5 g E • 8 g F • 28 g KH • 1,5 g Ba • 2,5 BE •
Lipaseeinheiten: 16 000

Für übrig gebliebenes Eiklar
Silberkuchen

Für 1 Kastenform (20 Scheiben) • gelingt leicht
🕑 10 Min. + 40 Min. Backzeit

8 Eiklar • 200 g Butter oder Margarine • 200 g Zucker •
etwas Bourbon-Vanillepulver • 125 g Mehl • 125 g Mais-
mehl • 1 Packung Backpulver

● Den Backofen auf 175 Grad Ober-/Unterhitze (160 Grad
Umluft) vorheizen. Eine Kastenform ausfetten und dünn
mit Mehl bestäuben. Das Eiklar steif schlagen.

● Butter mit Zucker und Vanille schaumig rühren, beide
mit Backpulver vermischten Mehlsorten sowie die Hälfte
des Eischnees unterrühren. Den restlichen Eischnee
locker unterheben. Den Teig in die Kastenform füllen
und glatt streichen. Den Kuchen auf der unteren Schiene
40–45 Min. backen.

Variante Der Silberkuchen kann sehr gut als Ersatz für
den klassischen Biskuitteig verwendet werden, z. B. in
einer Springform gebacken als Boden für einen Obst-
kuchen. Dann genügt das halbe Rezept, Backzeit ca.
25 Min. Möglich ist auch, das ganze Rezept in einer
Springform zu backen, in 2–3 Böden zu schneiden und
teilweise einzufrieren. Das spart Zeit und Energie. Backzeit
dann 35–40 Min.

Tipp Eiklar lässt sich gut einfrieren. So können Sie sam-
meln, bis Sie die benötigte Menge zusammenhaben.

Nährwerte für 1 Scheibe (Kastenform)
160 kcal • 2,7 g E • 8 g F • 18 g KH • 0,8 g Ba • 1,5 BE •
Lipaseeinheiten: 16 000

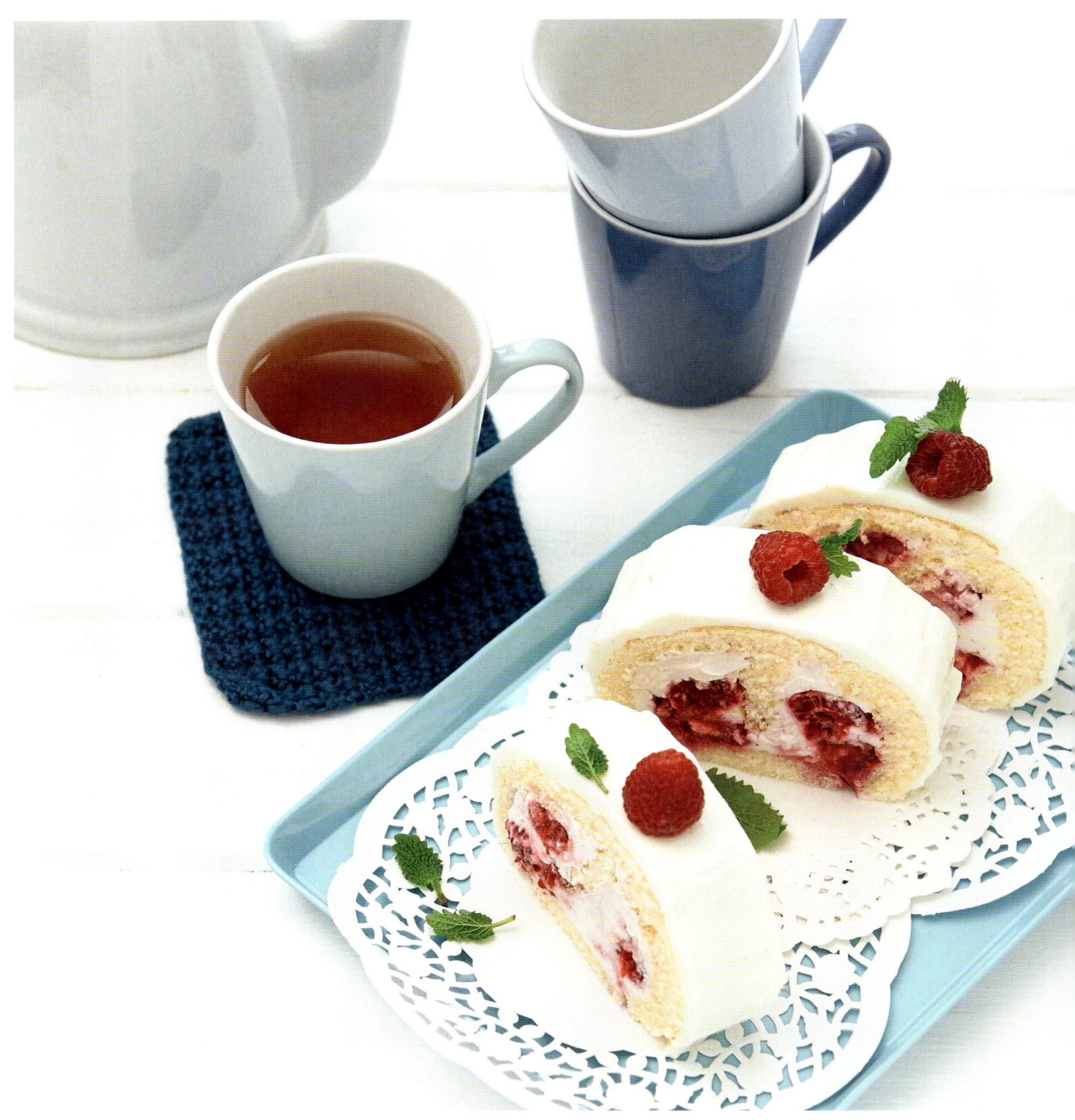

Schmeckt wunderbar
Vanille-Himbeer-Biskuitrolle

Für 16 Stücke • gut vorzubereiten
🕐 1 Std. + 3 Std. Kühlzeit

Für den Biskuitteig:
- 3 Eier
- 3 EL warmes Wasser
- 100 g Zucker
- 1 Prise Bourbon-Vanillepulver
- 60 g Mehl
- 60 g Speisestärke
- ½ geh. TL Backpulver

Für die Füllung:
- 250 ml Milch (1,5 % Fett)
- 1 Packung Vanillepuddingpulver
- 500 g Magerquark
- 350 g Himbeeren (frisch oder tiefgekühlt)
- 2 Blatt weiße Gelatine
- flüssiger Süßstoff nach Geschmack
- Melisseblättchen

● Ein Backblech mit Backpapier auslegen. Für den Teig die Eier trennen, die Eigelbe mit Zucker und Wasser sehr schaumig schlagen, Eiweiß zu Schnee schlagen. Eischnee auf die Eigelbcreme geben, darauf das Mehlgemisch sieben und alles locker mit einem Schneebesen unterheben. Den Teig mit einem Teigschaber glatt auf dem Backblech verteilen und den Biskuit bei 200 Grad Ober-/Unterhitze (180 Grad Umluft) etwa 10–15 Min. backen.

● Nach der Backzeit den Teig vom Blech auf ein feuchtes Geschirrhandtuch oder eine Silikon-Backunterlage stürzen, Backpapier vorsichtig abziehen und den Biskuit schnell von der Längsseite her locker in das Tuch einrollen. Abkühlen lassen.

● Für die Füllung aus Milch und Puddingpulver laut Packungsanweisung einen Pudding kochen, den Zucker allerdings weglassen. Etwas abkühlen lassen und dabei immer wieder umrühren. Frische Himbeeren verlesen, vorsichtig waschen und abtropfen lassen. Tiefgekühlte Früchte etwas auftauen lassen.

● Gelatine in einem kleinen Topf in kaltem Wasser einweichen. Den Quark mit dem Rührgerät glatt rühren, Pudding unterrühren, mit Süßstoff abschmecken. Die Gelatine ausdrücken, in dem Topf bei milder Hitze auflösen, 1 Löffel der Quarkcreme unter die Gelatine rühren, dann diese Masse unter die Quarkcreme rühren. Circa ⅓ der Creme zurücklassen, unter den Rest die Himbeeren heben, davon 16 Stück zum Verzieren zurücklassen.

● Den Biskuit vorsichtig auseinanderrollen, mit der Himbeercreme bestreichen und wieder zu einer Rolle aufrollen. Mit der restlichen Creme außen glatt einstreichen, mit Himbeeren und den Melisseblättchen garnieren und ca. 3 Std. kühl stellen.

Nährwerte pro Stück
125 kcal • 6,4 g E • 3 g F • 17 g KH • 1,2 g Ba • 1,5 BE • Lipaseeinheiten: 8000

Erfrischend an Sommertagen

Frischkäse-Beeren-Torte

Für 16 Stücke • gut vorzubereiten
⊘ 30 Min. + 4 Std. Kühlzeit

- 200 g Löffelbiskuits ohne Zuckerkruste (Kinderlöffelbiskuits)
- 120 g zerlassene, etwas abgekühlte
  Halbfettbutter
- 300 g Himbeeren, Heidelbeeren und
  Erdbeeren (frisch oder tiefgekühlt)

- 10 Blatt weiße Gelatine
- 600 g fettarmer Frischkäse
- 300 g Naturjoghurt (1,5 % Fett)
- 200 ml Orangensaft (ohne Zuckerzusatz)

- ½ TL Bourbon-Vanillepulver
- 4 TL flüssiger Süßstoff

● Eine Tortenunterlage aus Papier auf eine Tortenplatte legen und den geschlossenen Rand einer Springform (∅ 26 cm) daraufstellen. Die Löffelbiskuits in einem verschlossenen Gefrierbeutel mit einem Nudelholz zerbröseln, in eine Schüssel geben und mit der Butter verrühren. Die Masse gleichmäßig in dem Springformrand verteilen und mit einem Esslöffel gut andrücken.

● Für den Belag die frischen Beeren verlesen, Erdbeeren putzen und waschen. Himbeeren extra waschen, sie sind sehr empfindlich. In einem Sieb gut abtropfen lassen. Große Erdbeeren in mundgerechte Stücke schneiden. Tiefgekühlte Früchte etwas auftauen lassen.

● Die Gelatine in einem kleinen Topf mit kaltem Wasser einweichen. Frischkäse und Joghurt glatt rühren, mit Vanillepulver und Süßstoff abschmecken. Die ausgedrückte Gelatine in dem Topf bei milder Hitze auflösen und mit dem Orangensaft verrühren. Dieses Gemisch langsam unter die Frischkäsemasse rühren. Kühl stellen, bis sie anfängt zu gelieren. (Bei Verwendung von TK-Früchten kann der Saft vom Auftauen mit verwendet werden, dann entsprechend weniger Orangensaft nehmen.)

● Einige Beeren zum Garnieren beiseitelegen, restliche Früchte vorsichtig unter die gelierende Masse heben und gleichmäßig auf dem Bröselboden verteilen und glatt streichen. Die Torte abgedeckt mindestens 4 Std. kalt stellen.

● Mit einem Messer vorsichtig den Springformrand lösen, öffnen und von der Torte entfernen. Die Torte mit einem Messer oder Tortenteiler in 16 Stücke einteilen und mit den restlichen Beeren garnieren.

Variante Die Beeren können beliebig gemischt oder auch nur eine Sorte verwendet werden. Da die leichte Torte auch sehr gut mit tiefgekühlten Beeren gelingt, bereichert sie auch im Winter die Kaffeetafel durch ihre Fruchtigkeit.

Nährwerte pro Stück
150 kcal • 8,1 g E • 7 g F • 14 g KH • 0,7 g Ba • 1 BE •
Lipaseeinheiten: 14 000

Im Nu zubereitet
Quarktorte mit Mandarinen

Für 16 Stücke • gut vorzubereiten
🕑 45 Min. + 3 Std. Kühlzeit

Für den Biskuitteig:
- 2 Eier
- 2 EL warmes Wasser
- 75 g Zucker
- Bourbon-Vanillepulver
- 40 g Mehl

- 40 g Speisestärke
- ½ gestr. TL Backpulver

Für die Füllung:
- 2 Dosen Mandarinen (ohne Zuckerzusatz, Abtropfgewicht 175 g)

- 10 Blatt weiße Gelatine
- 500 g Cremequark (0,2 % Fett)
- 125 ml Mandarinensaft (aus der Dose)
- 200 ml Sahne
- 3 TL flüssiger Süßstoff

● Den Springformboden (∅ 26 cm) mit Backpapier auslegen. Den Rand nicht fetten. Den Backofen auf 180 Grad bei Ober-/Unterhitze (160 Grad Umluft) vorheizen. Für den Teig Eier und Wasser mit dem Handrührgerät auf höchster Stufe 1 Min. schaumig schlagen. Zucker und Vanille einstreuen und noch 3 Min. weiterschlagen.

● Mehl mit Stärke und Backpulver mischen, auf die Eiercreme sieben und mit einem Schneebesen locker unterheben. Teig in die Springform füllen und glatt streichen. Biskuit auf der mittleren Schiene etwa 15–20 Min. backen.

● Nach der Backzeit den Biskuit aus der Form lösen, auf ein Kuchengitter stürzen, das Papier abziehen, abkühlen lassen. Dann den Boden auf eine Tortenplatte legen und einen Tortenring oder Springformrand darumstellen.

● Die Mandarinen in einem Sieb gut abtropfen lassen, den Saft dabei auffangen und 125 ml abmessen. Gelatine in einem Topf in kaltem Wasser einweichen. Quark mit Saft und Süßstoff verrühren, die ausgedrückte Gelatine in dem Topf bei milder Hitze auflösen, 1 Löffel der Quarkmasse zugeben, dann die Gelatine langsam unterrühren.

● 16 schöne Mandarinenfilets zum Verzieren beiseitelegen. Die Sahne steif schlagen (nach Belieben etwas zum Verzieren zurücklassen) und mit den Mandarinen locker unter den Quark heben. Die Masse auf dem Tortenboden verteilen, mit den Mandarinen und der Sahne verzieren und ca. 3 Std. kühl stellen. Den Tortenring mit einem Messer lösen und entfernen.

Variante Anstelle von Mandarinen kann man auch Aprikosen oder Pfirsiche aus der Dose ohne Zuckerzusatz nehmen. Diese muss man dann in kleine Würfel und für die Verzierung in 16 Spalten schneiden.

Nährwerte pro Stück
115 kcal • 5,3 g E • 5 g F • 12 g KH • 0,3 g Ba • 1 BE • Lipaseeinheiten: 10 000

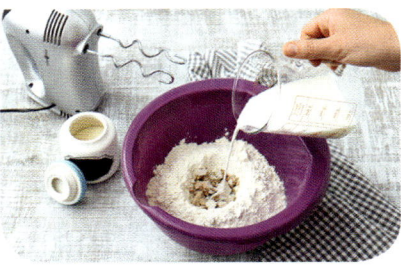

◟ Mehl in eine Rührschüssel füllen und eine Mulde formen. Hefe zerbröckeln, mit Zucker und lauwarmer Flüssigkeit hinzugeben.

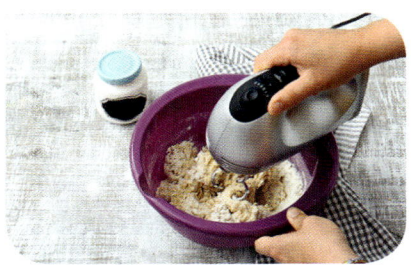

◟ Rühren, bis die Hefe sich auflöst. Zerlassenes, zimmerwarmes Fett und Salz an den Rand geben.

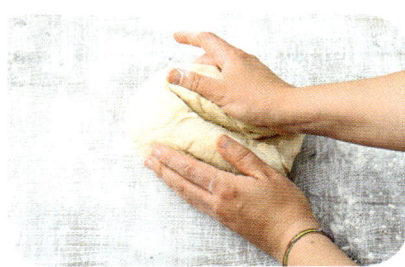

◟ Teig kräftig durchkneten, dann zu einer Kugel formen und die Schüssel mit einem feuchten Tuch abdecken.

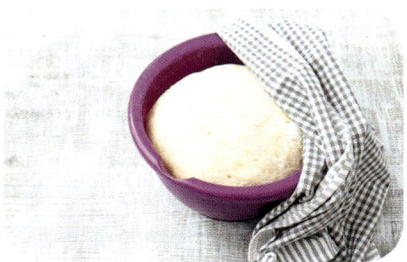

◟ Hefeteig mag keine Zugluft. Deshalb den Teig geschützt an einem warmen Ort gehen lassen, bis er sein Volumen verdoppelt hat.

Tipp Zur besseren Verträglichkeit den Zopf 1 Tag vor dem Verzehr backen. Abgelagertes Hefegebäck und Brötchen schmecken wie frisch, wenn sie kurz auf dem Toaster aufgebacken werden.

Für das Sonntagsfrühstück

Hefezopf

Für 1 Zopf • gut vorzubereiten
⏱ 90 Min. + 30 Min. Backzeit

500 g Mehl • 250 ml Milch (1,5 % Fett) • 1 Würfel Hefe • 60 g Zucker • 50 g weiche Margarine • 1 Ei • 1 Prise Salz • je nach Verträglichkeit noch 75 g Sultaninen und 60 g gehackte Hasel- oder Walnüsse

● Das Mehl in eine große Schüssel geben, eine Mulde hineindrücken. Die Milch leicht erwärmen, die Hefe in die Mulde bröckeln und mit etwas Milch verrühren. Den Vorteig an einem warmen Ort etwas aufgehen lassen.

● Die restlichen Zutaten zugeben (nach Wunsch auch die Sultaninen und Nüsse) und mit den Knethaken des Handrührgeräts zu einem glatten Teig kneten. Zugedeckt etwa auf das doppelte Volumen aufgehen lassen. Ein Backblech mit Backpapier auslegen.

● Den Teig nochmals durchkneten, in 3 Teile teilen und diese zu gleich langen Rollen formen. Aus den Rollen einen Zopf flechten. Die Enden unterschlagen, damit der Zopf beim Backen nicht aufgeht, und den Zopf auf das Backblech legen. Nochmals abgedeckt etwas gehen lassen.

● Den Backofen auf 180 Grad Ober-/Unterhitze (160 Grad Umluft) vorheizen. Den Zopf nach Wunsch mit etwas Milch oder einem Eigelb-Milch-Gemisch bepinseln, damit er einen schönen Glanz bekommt. Auf der mittleren Schiene etwa 25–30 Min. backen.

Nährwerte pro Scheibe ohne Sultaninen und Nüsse (bei 20 Scheiben)
130 kcal • 3,7 g E • 3 g F • 22 g KH • 0,8 g Ba • 2 BE • Lipaseeinheiten: 6000 (Für die Sultaninen werden pro Scheibe noch 0,25 BE dazugerechnet.)

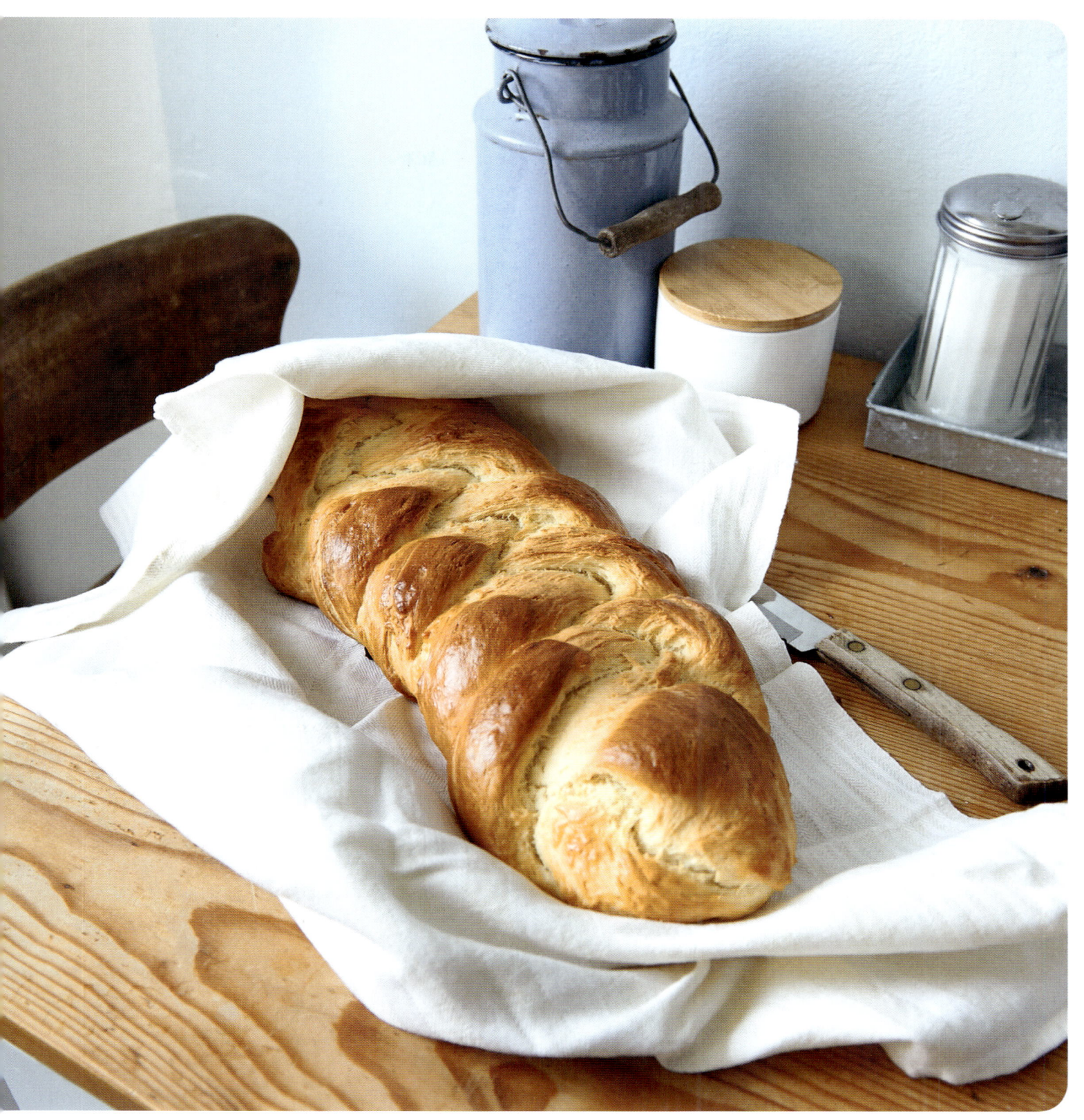

Schön saftig
Kartoffelbrezeln

Für 12 Stück • braucht etwas mehr Zeit
◷ 2 Std. + 20 Min. Backzeit

250 g mehligkochende Kartoffeln (geschält 220 g) •
250 g Mehl • 100 ml Milch (1,5 % Fett) • ½ Würfel Hefe •
½ TL Salz • 50 g Butter oder Margarine • etwas flüssige
Butter oder Margarine zum Bepinseln

● Die Kartoffeln in Salzwasser gar kochen, pellen und
durch eine Kartoffelpresse drücken oder ganz fein reiben.
Das Mehl in eine große Schüssel geben, in die Mitte eine
Mulde drücken. Die Milch leicht erwärmen, die Hefe in
die Mulde bröckeln und mit etwas Milch verrühren. Den
Vorteig an einem warmen Ort etwas aufgehen lassen.

● Die restlichen Zutaten zugeben und alles mit den Knethaken des Handrührgeräts zu einem glatten Teig verkneten. Zugedeckt etwa auf das doppelte Volumen aufgehen
lassen. Den Backofen auf 175 Grad Umluft vorheizen und
2 Backbleche mit Backpapier auslegen.

● Den Teig kurz durchkneten und in 12 Stücke teilen.
Aus jedem Stück eine dünne Rolle formen und diese auf
den Backblechen zu Brezeln legen. Nochmals etwas gehen
lassen und dann mit etwas flüssiger Butter bepinseln.
Die Brezeln im Ofen 15–20 Min. backen.

Variante Schmecken auch mit Puderzucker prima.

Tipp Backen Sie die Brezeln für eine bessere Verträglichkeit einen Tag vor dem Verzehr.

Nährwerte pro Stück
135 kcal • 3,4 g E • 4 g F • 21 g KH • 1,5 g Ba • 2 BE •
Lipaseeinheiten: 8000

Gut bekömmliche Vollkornbrötchen
Haferflockenbrötchen

Für 12 Stück • gelingt leicht
◷ 1 Std. + 20 Min. Backzeit

300 g Dinkelmehl Type 630 • 200 g Dinkelvollkornmehl •
100 g feine Haferflocken • 400 ml Milch (1,5 % Fett) oder
Wasser (bzw. Milch-Wasser-Gemisch) • 1 Würfel Hefe •
1 TL Salz

● Beide Mehlsorten und die Haferflocken in eine große
Schüssel geben und in die Mitte eine Mulde drücken. Die
Milch leicht erwärmen, die Hefe in die Mulde bröckeln und
mit etwas Milch verrühren. Diesen Vorteig etwa 15 Min. an
einem warmen Ort gehen lassen.

● Dann restliche Milch und das Salz zugeben und alles mit
den Knethaken des Rührgerätes zu einem glatten Teig verkneten. Den Teig zugedeckt etwa auf das doppelte Volumen aufgehen lassen.

● Den Teig kurz durchkneten, zu 2 Rollen formen und
diese in je 6 Stücke schneiden. Aus den Stücken längliche
Brötchen formen und auf 2 mit Backpapier ausgelegte
Backbleche legen. Nach Belieben mit etwas Milch bestreichen und mit Haferflocken bestreuen. Nochmals etwas
aufgehen lassen.

● Den Backofen auf 180 Grad Umluft vorheizen. Die Brötchen mit einer Sprühflasche leicht mit Wasser besprühen.
Die Backbleche in den Ofen schieben und die Brötchen
etwa 15–20 Min. backen.

Nährwerte pro Stück (bei Zubereitung mit Milch)
190 kcal • 7,8 g E • 2 g F • 34 g KH • 3,4 g Ba • 3 BE •
Lipaseeinheiten: 4000

❯❯ Kartoffelbrezeln

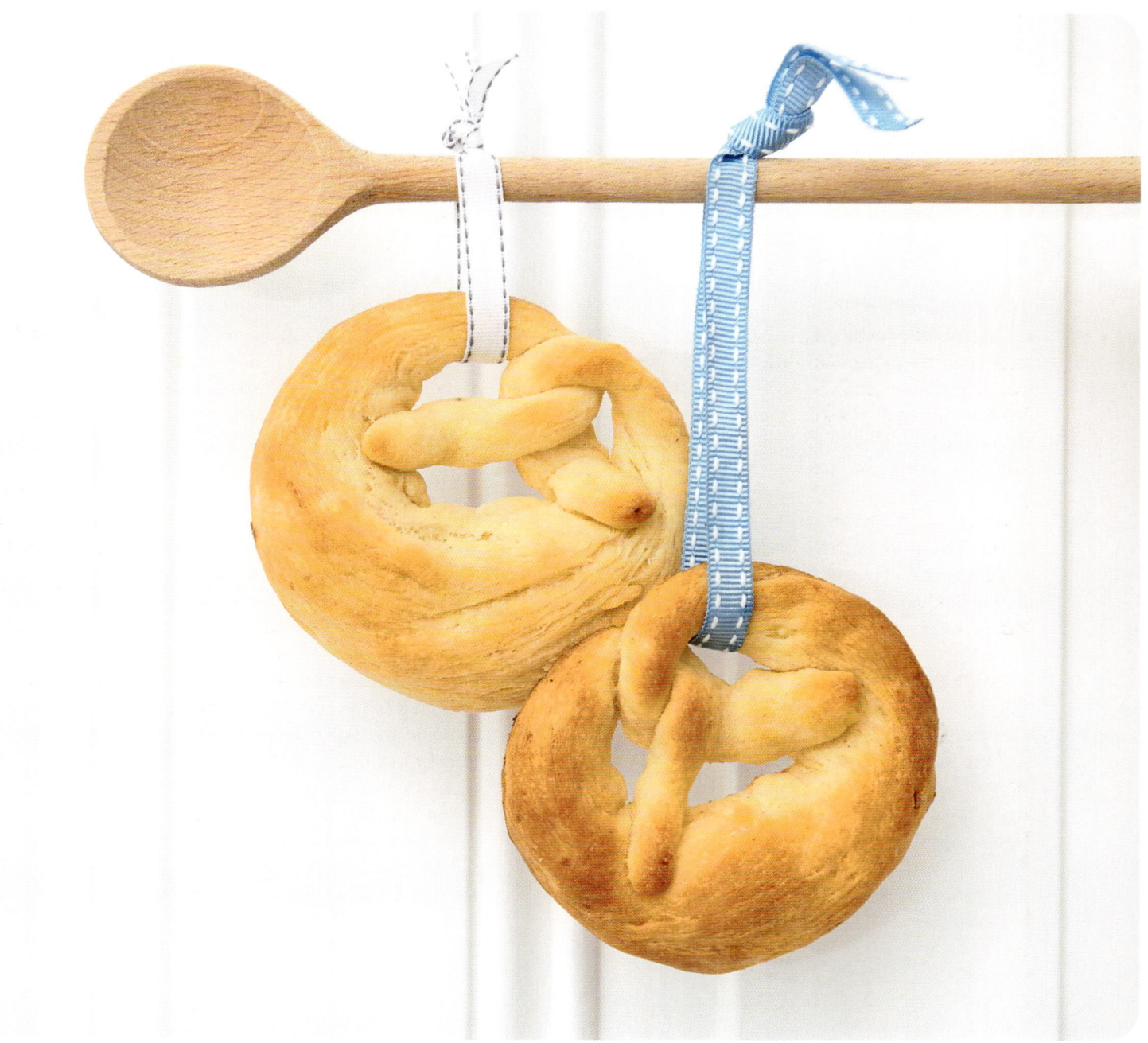

Sind schnell gemacht

Quarkbrötchen

Für 12 Stück • ⊘ 20 Min. + 15–20 Min. Backzeit

300 g Magerquark • 10 EL Milch, 1,5 % Fett • 10 EL Sonnenblumenöl • 1 TL Salz nach Geschmack • 500 g Weizenmehl
Type 405 • 2 Päckchen Backpulver

● Den Backofen auf 160 Grad Umluft vorheizen.

● Quark, Milch, Öl und Salz in einer Schüssel gut verrühren. Das Mehl mit Backpulver gründlich mischen,
nach und nach zu dem Quarkgemisch geben, zuerst noch
unterrühren, dann am besten mit der Hand unterkneten,
bis ein glatter Teig entsteht.

● 2 Backbleche mit Backpapier auslegen. Den Teig in
12 gleichmäßige Stücke teilen und jedes Stück zu einem
glatten, runden Brötchen formen. Auf die Bleche legen,
etwas flach drücken und mit einem scharfen Messer über
Kreuz einschneiden.

● Die Bleche auf der mittleren Schiene im Backofen
ca. 15–20 Min hellbraun backen.

Variante Die Brötchen schmecken auch als süße Variante
sehr gut. Dann nur 1 Prise Salz verwenden und den Teig
mit Süßstoff oder ca. 6 EL Zucker süßen. Je nach Verträglichkeit können auch Rosinen, Cranberries oder ein paar
gehackte Nüsse zugegeben werden.

Tipp Backen Sie die Brötchen für eine bessere Verträglichkeit einen Tag vor dem Verzehr.

Nährwerte pro Stück
231 kcal • 8 g E • 7 g F • 32 g KH • 1,1 g Ba • 2,5 BE •
Lipaseeinheiten: 14 000

Mit herzhaftem Kresse-Aroma

Kefir-Kresse-Brötchen

Für 12 Stück • gelingt leicht
⊘ 1 Std. + 20 Min. Backzeit

2 Kästchen Kresse • 500 g Weizenmehl Type 1050 •
300 ml Kefir • 1 Würfel Hefe • 1 TL Salz • 2 EL Rapsöl

● Die Kresse aus der Pappschachtel nehmen, unter
fließendem Wasser abspülen, trocken schütteln und
abschneiden.

● Mehl in eine Schüssel geben, in die Mitte eine Mulde
drücken. Den Kefir erwärmen. Hefe in die Mulde bröckeln
und mit etwas lauwarmem Kefir verrühren. Den Vorteig
an einem warmen Ort etwa 15 Min. gehen lassen.

● Restlichen Kefir, Kresse, Salz und Öl zugeben und alles
mit den Knethaken des Handrührgeräts zu einem glatten
Teig verkneten. Sollte er zu fest sein, etwas lauwarmes
Wasser zugeben. Den Teig zugedeckt an einem warmen
Ort etwa auf das doppelte Volumen aufgehen lassen.

● Den Teig ein weiteres Mal gut durchkneten, den Teig zu
2 Rollen formen, jede in 6 Teile schneiden und daraus
runde Brötchen formen. Diese auf 2 mit Backpapier ausgelegte Backbleche legen, nochmals etwas aufgehen
lassen. Den Backofen auf 180 Grad Umluft vorheizen.

● Die Brötchen mit einer Sprühflasche leicht mit Wasser
besprühen. Dann beide Bleche in den Backofen schieben
und die Brötchen etwa 15–20 Min. backen.

Nährwerte pro Stück
170 kcal • 12 g E • 3 g F • 29 g KH • 2,5 g Ba • 2,5 BE •
Lipaseeinheiten: 6000

❯ Quarkbrötchen

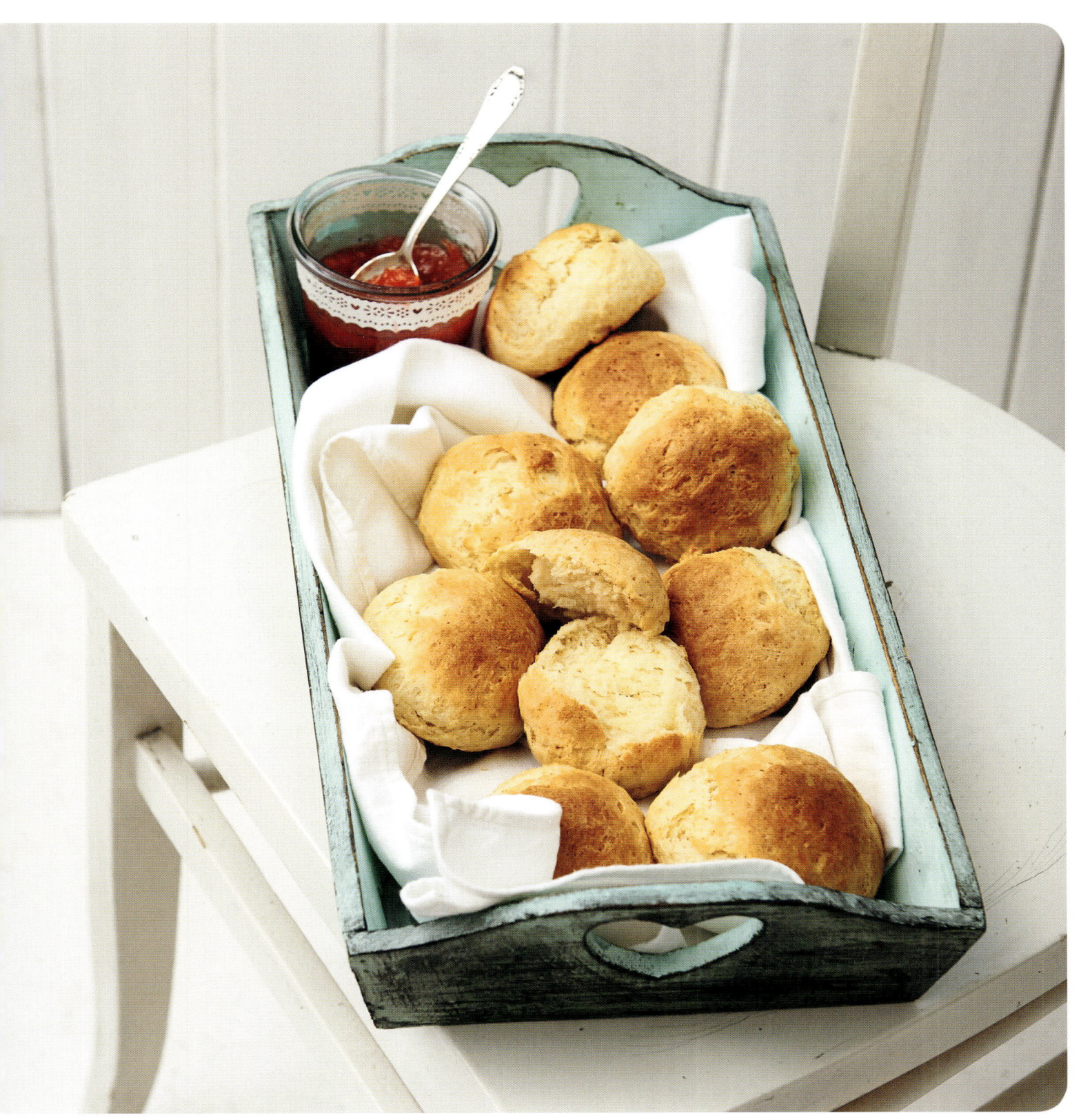

Ein saftiges, herbstliches Brot
Kürbisbrot

Für 1 Brot mit 20 Scheiben • gelingt leicht
⊘ 90 Min. + 1 Std. Backzeit

300 g Hokkaidokürbis (geputzt 250 g) • 1 TL Zucker •
2 EL Rapsöl • 1 TL Salz • 500 g Weizenmehl Type 1050 •
1 Päckchen Trockenhefe • 200–250 ml lauwarmes Wasser

● Den Kürbis entkernen und das Kürbisfleisch ungeschält
würfeln. Unter Zugabe von wenig Wasser gar dünsten.
Zucker, Salz und Öl zugeben und pürieren oder mit einer
Gabel gut zerdrücken. Abkühlen lassen, bis der Kürbisbrei
noch lauwarm ist.

● Das Mehl mit der Trockenhefe vermischen, den Kürbisbrei zugeben und alles mit dem lauwarmen Wasser zu
einem glatten, weichen Teig kneten. Die Wassermenge ist
abhängig von der Konsistenz des Kürbispürees, deshalb
das Wasser nach und nach zugeben. Zugedeckt an einem
warmen Ort ca. 30 Min. gehen lassen. Eine Kastenform
ausfetten, den Teig nochmals durchkneten, in die Form
geben und etwas aufgehen lassen.

● Den Backofen auf 200 Grad Ober-/Unterhitze (180 Grad
Umluft) vorheizen. Das Brot auf der unteren Schiene
40 Min. backen. Zur Garprobe auf die Unterseite des Brotes
klopfen – es sollte hohl klingen. Wenn nötig, kann das Brot
auch noch für kurze Zeit ohne Form gebacken werden.

Tipp Zur besseren Verträglichkeit das Brot 1 Tag vor dem
Verzehr backen.

Nährwerte pro Scheibe
98 kcal • 3,3 g E • 1 g F • 19 g KH • 1,7 g Ba • 1,5 BE •
Lipaseeinheiten: 2000

Unterstützt die Verdauung
Gewürzlaible

Für 2 Brotlaibe mit je 10 Scheiben • gelingt leicht
⊘ 90 Min. + 40 Min. Backzeit

500 g Mehl • 1 Würfel Hefe • 1 Prise Zucker • 125 ml Milch
(1,5 % Fett) • 30 g warme Halbfettmargarine oder -butter •
2 Eier • ½ TL Salz • 1 EL getrockneter Dill • 1 EL getrocknete
Kräuter wie Rosmarin, Thymian und Oregano • je 1 TL
Kümmel, Anis und Fenchelsamen (nach Geschmack auch
mehr)

● Das Mehl in eine Schüssel geben, die Hefe mit dem Zu-
cker in der lauwarmen Milch auflösen und in die Mitte des
Mehls geben, mit etwas Mehl zu einem Vorteig anrühren.
Zugedeckt 15 Min. gehen lassen.

● Die restlichen Zutaten dazugeben und alles mit den
Knethaken des Handrührgeräts zu einem glatten Teig
verkneten. Ein Backblech mit Backpapier belegen. Aus
dem Teig 2 ovale Brotlaibe formen und auf das Blech legen.
Nochmals 30 Min. zugedeckt gehen lassen.

● Den Backofen auf 200 Grad Ober-/Unterhitze (180 Grad
Umluft) vorheizen. Das Backblech auf der 2. Schiene von
unten in den Ofen schieben und die Brote ca. 40 Min.
backen.

Tipp Zur besseren Verträglichkeit das Brot 1 Tag vor dem
Verzehr backen.

Nährwerte pro Scheibe
105 kcal • 3,8 g E • 2 g F • 19 g KH • 0,8 g Ba • 1,5 BE •
Lipaseeinheiten: 4000

❯ Kürbisbrot

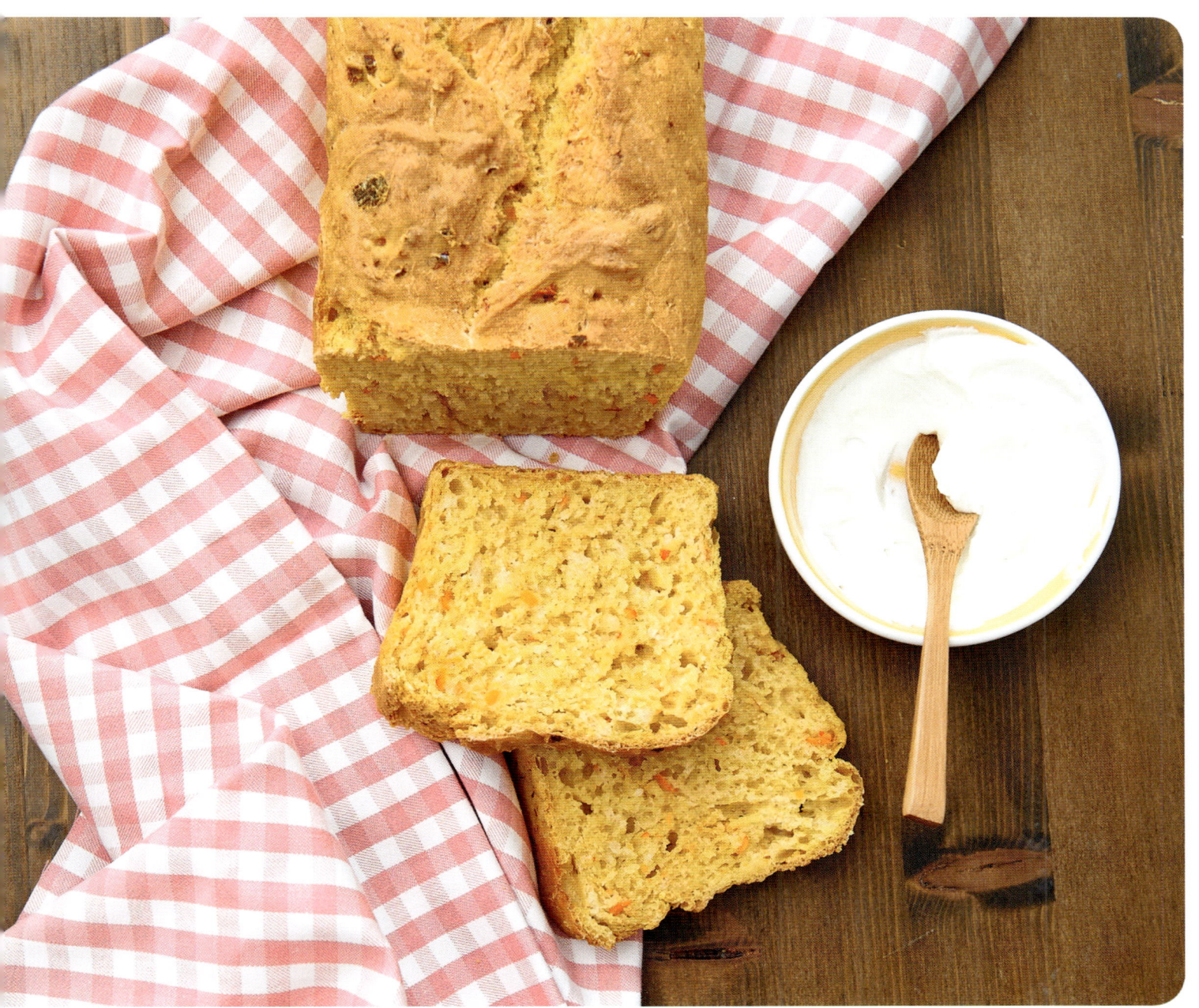

Für jeden Anlass
Das schmeckt auch meinen Gästen

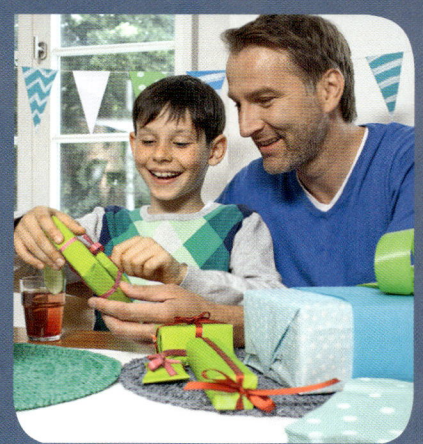

Partybüfett

Für Gesellschaften ab 10 Personen eignet sich besonders gut ein Büfett. So kann sich jeder selbst bedienen, die Gäste kommen leichter ins Gespräch und Sie geraten nicht in den Stress, jeden Gang servieren zu müssen. Hier finden Sie kalte und warme Köstlichkeiten, die auf Ihrem Büfett nicht fehlen dürfen.

Klassisch für Gäste

Genau das Richtige für alle, die mit Appetit am Tisch sitzen und ihren Gästen etwas Besonderes servieren möchten.

Fingerfood

Leckere Gerichte, die sich gut vorbereiten und sich prima ohne Besteck essen lassen. Folgendes eignet sich sehr gut, um es seinen Gästen als Fingerfood anzubieten:

Picknick

Ein Picknick im Freien ist schön zwanglos und beliebt. Hier eine Auswahl an Köstlichkeiten, die Sie zum Teil schon am Vortag zubereiten können.

Kaffeebesuch

Leckere Kuchen und süße Sachen für einen ausgedehnten Kaffeeklatsch.

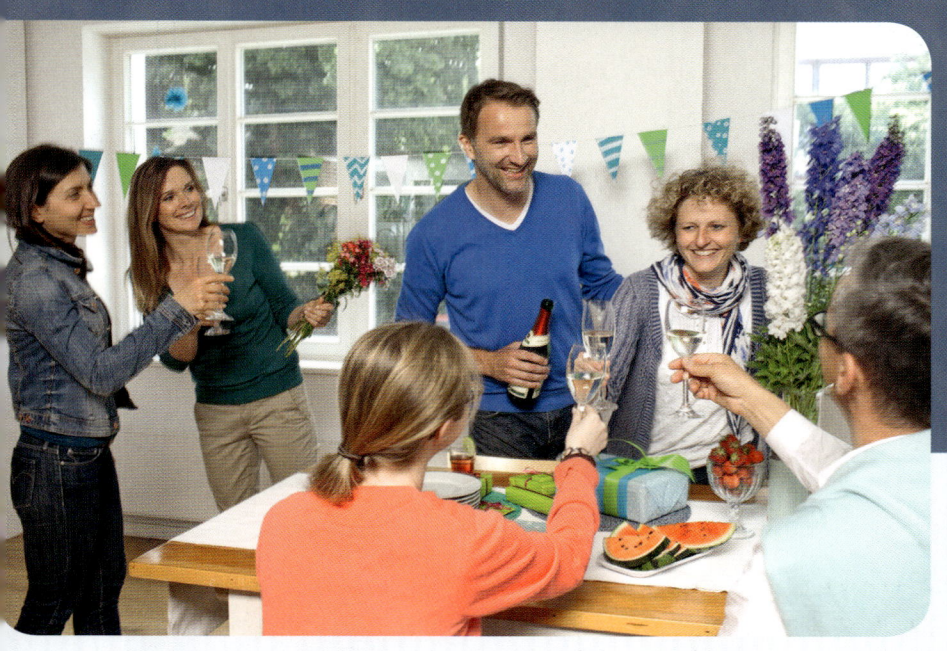
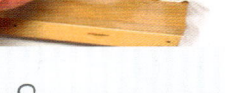

Weihnachtsmenü

An Weihnachten soll es etwas Besonderes geben. Gleichzeitig wollen wir
nicht den ganzen Tag am Herd stehen.

Leichtes Frühlingsmenü

Vogelgezwitscher, Duft von Primeln
und Narzissen, dazu liebe Freunde
und ein leckeres Menü.

Sommermenü

Laue Sommernächte sind perfekt,
um liebe Freunde zu bewirten.

Brunch

Herrlich, wenn am Wochenende Zeit
ist, ausgiebig zu frühstücken. Am
schönsten ist es, wenn dann die
ganze Familie zusammenkommt.

Grillfest

Natürlich dürfen Sie auch grillen.
Achten Sie nur darauf, dass Ihr Fleisch
nicht zu sehr gebräunt ist. Am besten
funktioniert das auf dem Elektro-
oder Gasgrill. Leckere Beilagen sind:

Rezept- und Zutatenverzeichnis

Stichwortverzeichnis

Bibliografische Information der Deutschen Nationalbibliothek

Die Deutsche Nationalbibliothek verzeichnet diese Publikation in der Deutschen National-bibliografie; detaillierte bibliografische Daten sind im Internet über http://dnb.d-nb.de abrufbar.

Programmplanung: Uta Spieldiener
Redaktion: Anja Fleischhauer, Stuttgart
Bildredaktion: Christoph Frick

Coverfoto: Stockfood
Umschlaggestaltung:
CYCLUS – Visuelle Kommunikation, Stuttgart

Fotos im Innenteil:
alle Rezeptfotos: Stefanie Bütow, Hamburg
Foodstyling: Sarah Trenkle, Hamburg
Peoplefotos: Holger Münch, Stuttgart

2. vollständig aktualisierte Auflage 2016

© 2013, 2016 TRIAS Verlag
in Georg Thieme Verlag KG
Rüdigerstraße 14, 70469 Stuttgart

Printed in Germany

Satz und Repro: Ziegler und Müller, Kirchentellinsfurt
gesetzt in: APP/3B2, Version 9.1 Unicode
Druck: AZ Druck und Datentechnik GmbH, Kempten

Gedruckt auf chlorfrei gebleichtem Papier

ISBN 978-3-432-10099-9

Auch erhältlich als E-Book:
eISBN (ePUB) 978-3-432-10097-5
eISBN (PDF)   978-3-432-10098-2

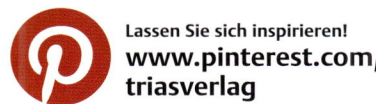

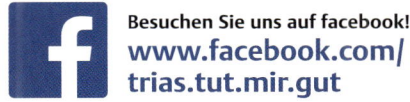

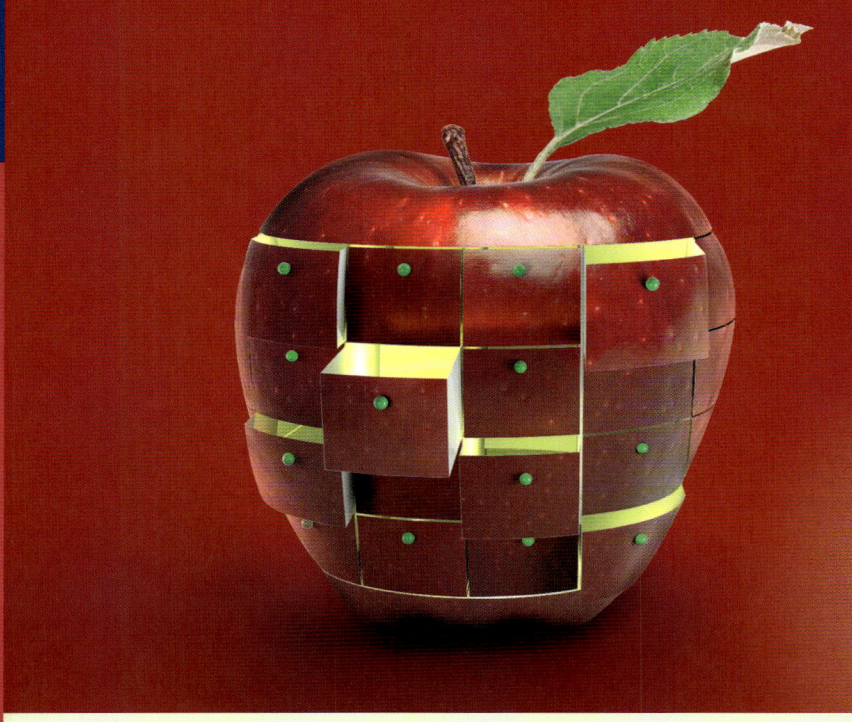
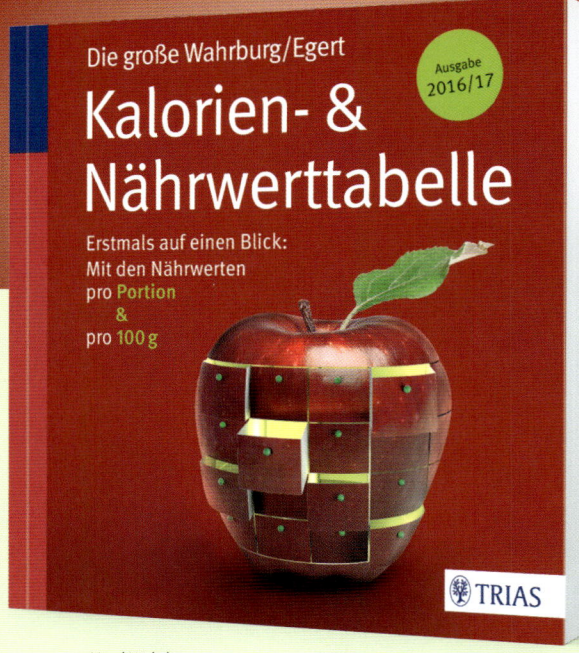

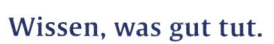
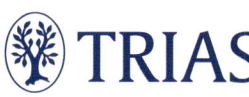

Orthomolekulare Medizin für jedermann

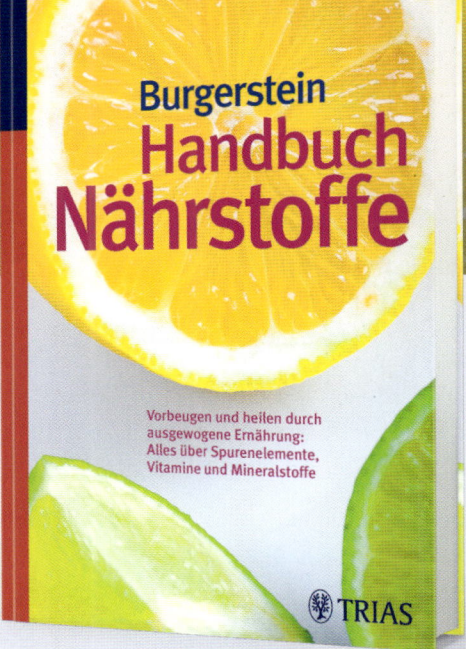

Burgerstein Handbuch Nährstoffe

Vorbeugen und heilen durch ausgewogene Ernährung: Alles über Spurenelemente, Vitamine und Mineralstoffe

▸ ALLES ÜBER VITAMINE …

Was sind die Bausteine einer vollwertigen Ernährung und was muß ich über Nahrungsmittelzusätze wissen? Haben Frauen in Schwangerschaft und Stillzeit, Kinder, Menschen im Stress, beim Sport und im Alter besondere Nährstoffbedürfnisse? Mit welchen Nährstoffen kann ich Erkrankungen vorbeugen oder sogar heilen?

Burgerstein/Zimmermann/Schurgast
Burgerstein Handbuch Nährstoffe
€ 39,99 [D] / € 41,20 [A]
ISBN 978-3-8304-6071-8
Alle Titel auch als E-Book

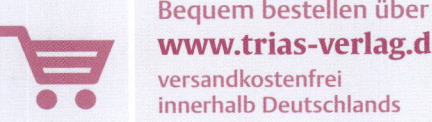

Bequem bestellen über
www.trias-verlag.de
versandkostenfrei
innerhalb Deutschlands

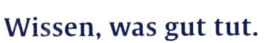

Wissen, was gut tut.

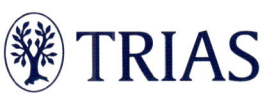

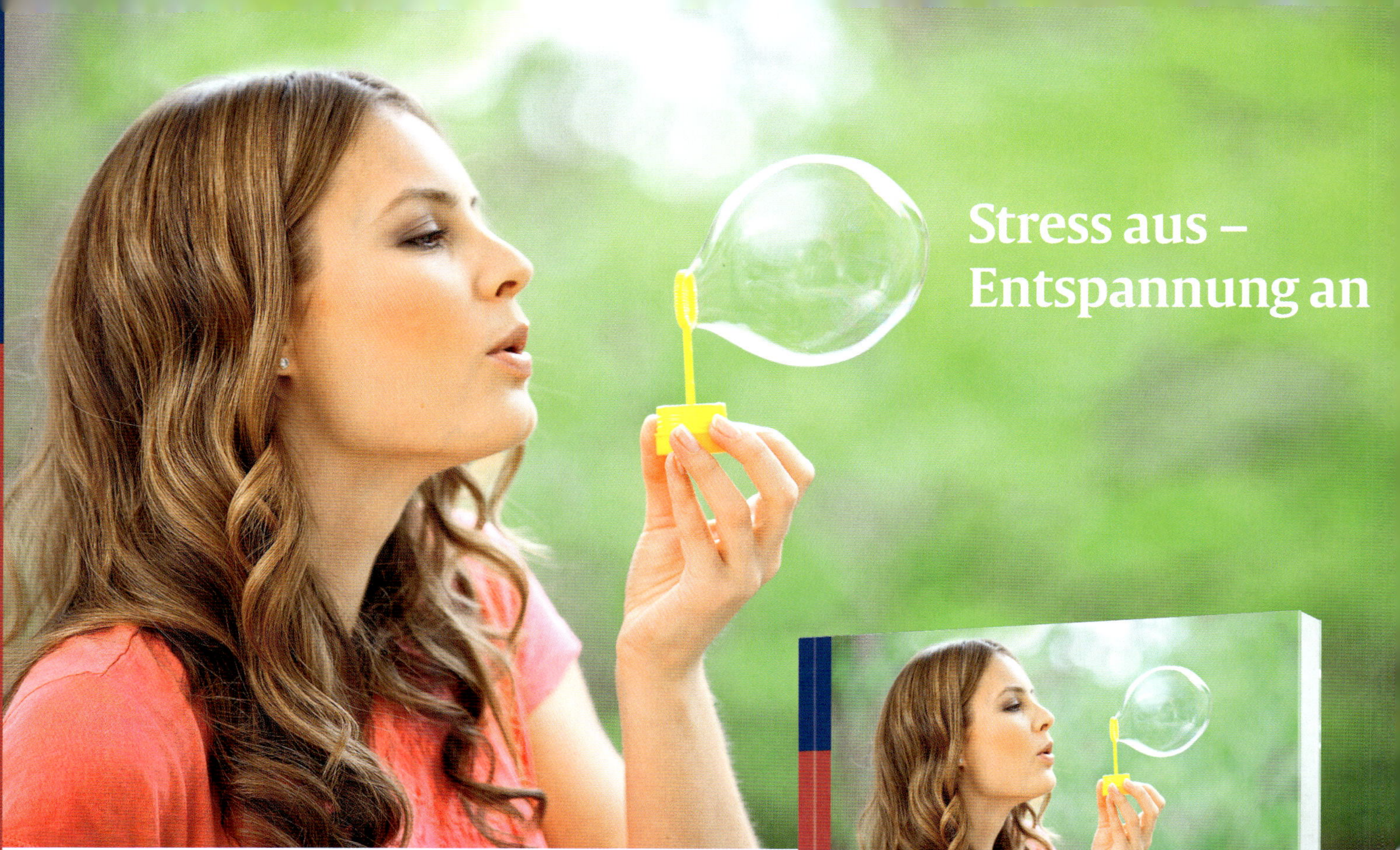

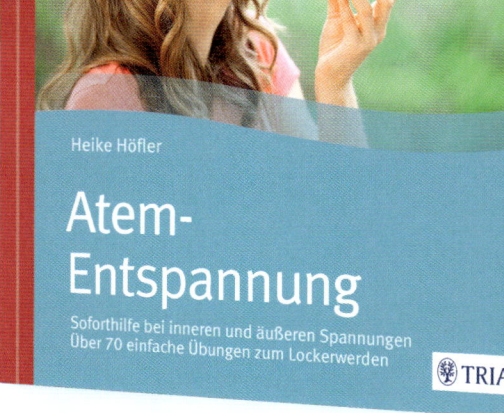
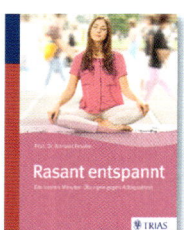
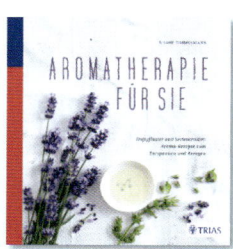
 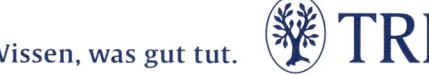